この地球《ほし》にすんでいる
僕の仲間たちへ

12歳の僕が知っている自閉の世界

東田直樹
東田美紀

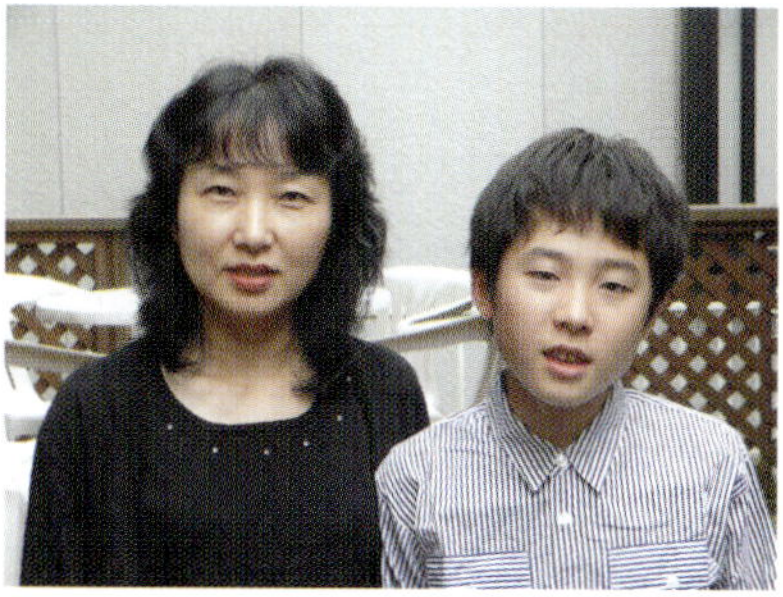

エスコアール

まえがき

東田　直樹

この本を出そうと思ったきっかけは、僕と同じような障害を持っている子供の気持ちを、少しでもみんなに分かって欲しかったからです。

僕たちはいつも困っていてひとりぼっちなのです。

僕たちを笑わないでください。

僕たちをのけ者にしないでください。

僕たちを助けてください。

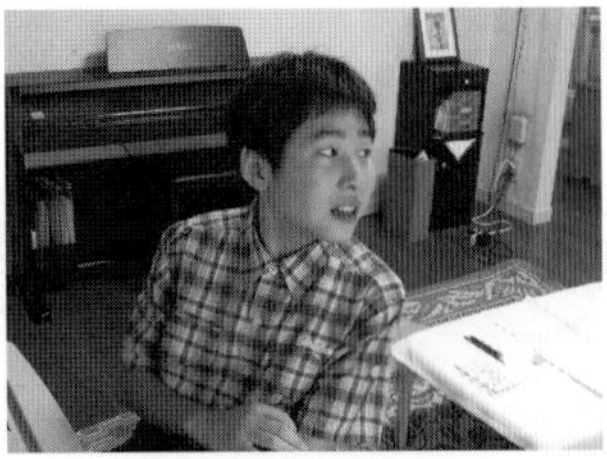

この本を読んで僕たちの仲間になってくれたら、僕はとてもうれしいです。

この地球にすんでいる僕の仲間たちへ。

たとえ今がつらくても、生きることをあきらめないでください。

みんなが僕らの仲間になってくれたら、僕らだってこの世界の中で生きていけます。

みんなが分かってくれるように、僕が頑張ります。

東田　美紀

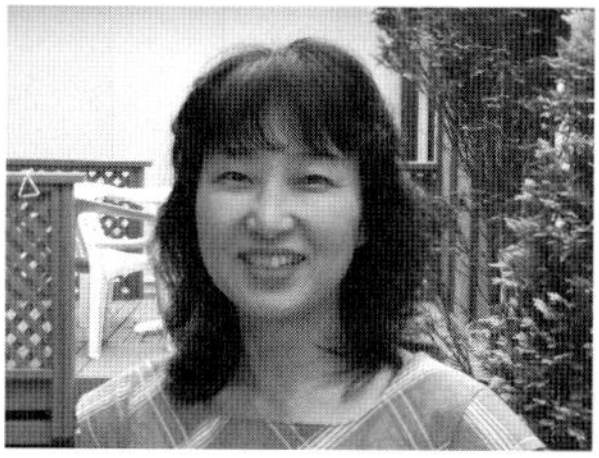

この地球には、たくさんの人達が暮らしています。

みんな人と人との関わりの中で成長し、幸せを感じることが出来ます。

しかし、みんなと同じように一生懸命に生きているのに、他人とうまく付き合えないばかりか、自分のこともよくわからずに苦しんでいる人達がいます。

自閉症の人達は、みんなのことが嫌いなのでしょうか。

そんなことはありません。

うまく表現出来ないだけで、みんなのことは大好きなのです。

私達がもう少し彼らのことを知ってあげることが出来たなら、自閉症の人達もこの地球に生まれて良かったと、思えるような社会になるでしょう。

それが、私達家族の夢なのです。

目次

第一章　僕はこう思う

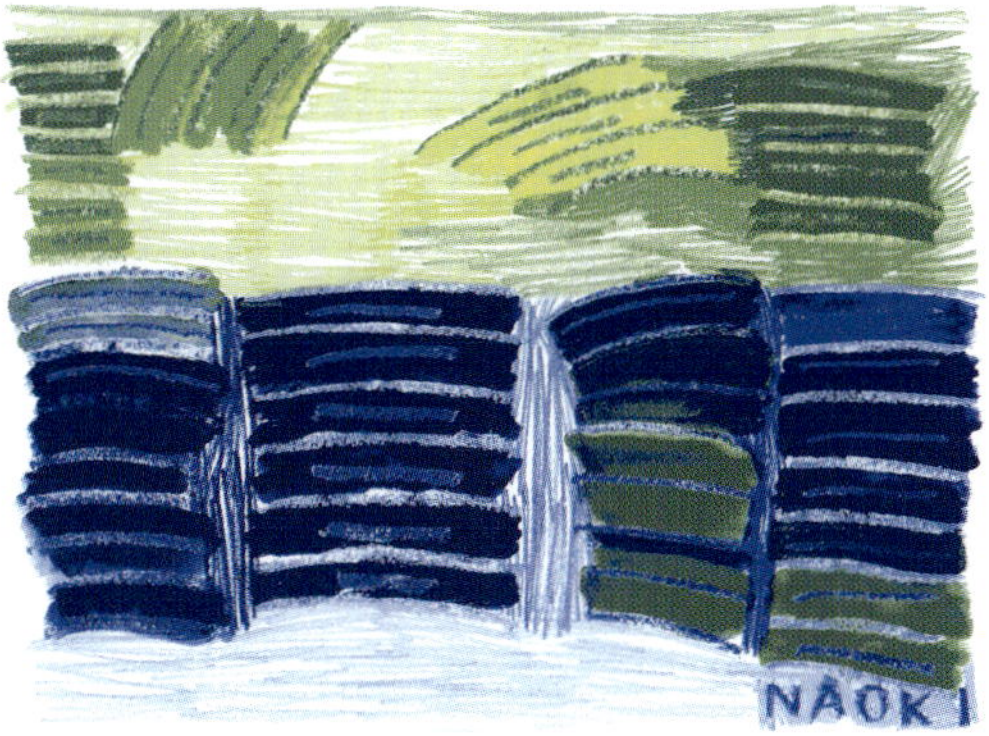

「川」

僕が分かったこと

僕は自分のことが不思議でした。

どう考えてもみんなとは違うからです。けれども、おかしいのは僕だけで、みんなが普通だと誰もが言います。

とても悲しかったです。僕が、自分のことを説明出来るようになるまで12年かかりました。

まだ、わからないことがたくさんありますが、僕が気づいたことを書きます。

なぜなら、そうすれば僕の仲間が安心するからです。みんなが僕たちを分かってくれて、友達になってくれるかも知れないからです。

僕らの世界は少しきゅうくつですが、みんなが気づかない楽しいこともあります。

顔について

人の顔については、部分がわからないから全体がわからないのだと思います。人の顔を見るときは、どの部分から見たらいいのかわからずに少しだけそっと見ると、なんだか部分がバラバラな感じだけで、その人の顔が思い出せないのです。顔は、表情が変わるから覚えられません。顔が覚えられないから、今まで人のことが怖かったのかも知れません。人が怖いというのは、その人が何かわからないからだと思います。

普通、物は変化しないから、自分にとって何だか良くわかるのです。だから、怖くなくなったらきっともっと僕は、人とかかわれると思います。顔が違ってもその人は変わらないということを、良く理解すればいいのです。そのことにやっと気づきました。

それに、僕を見ている目はとても怖いのです。何が怖いのか考えてみました。考えてみると、僕を見ている黒目だけは、いつも同じだから気味が悪いのです。人は、動きや表情がすべて変化するのに、黒目だけは変わらずに僕を見ます。それが怖いのです。

言葉の理解

言葉は僕にとって、相手が誰だか分かって初めて使えるかもしれないものなのです。

どこにいてもどんなときでも、僕がわかる言葉は、お母さんだけです。

僕は、どうして今まで言葉が理解できないのか、わかりませんでした。他のみんなが指示されたことにすぐに反応できて、その通りに動けることが不思議でした。

僕には聞こえないのです。

音は聞こえているけれど、意味になって頭の中に入ってこないのです。話しているのが本人だとわかれば、慣れれば言っていることはわかります。でも、同じ人でも場所や状況が違うと、その人だということがわからないのです。

おかしなことですが、テレビやラジオなら良くわかります。きっと、テレビやラジオはそこから音が出ているという安心感があるからでしょう。

僕は困るとつい逃げ出してしまいますが、話かけられると逃げるというよりはかたまってしまいます。とても驚くからでしょう。この音は何の音なんだろう。そう思っているうちに時間がたって、いつの間にか音はやんでしまうのです。

このことは最近気づいたことで、以前はそんなことも気づかず、音の違いなど気にしたこともありませんでした。どうして最近気づいたかというと、前の学校では誰かが僕を助けてくれていましたが、今は周りにいるみんなも話がわからないので、自分が一生懸命話を聞くようになったからだと思います。

言葉の理解はきっと、音を聞き取って英語を訳すように、言葉の意味を頭に入れることでしょう。言葉がわかっていても、うまく訳せないと意味がつながりません。意味がつながっていても、つなげかたが悪いと何を言っているのかわかりません。いくつもの段階を経て、やっと文章が理解できるのです。

僕はお母さんの言うことならすべてわかります。それは、第１に安心感、第２に言葉のリズムや高低が良くわかっていること、第３に話の予測がつきやすいためでしょう。

僕のまわりのできごと

まわりでおこっていることは、僕にはよく分かっています。世の中の事件も、ドラマも漫画も。学校や家でみんなが何をしているのか、言っているのか。普通の人たちと同じように、僕には分かっています。

それなら、どうして僕はみんなのように動けないでしょうか。

その理由として、気づいたことが二つあります。

一つは、その事に対して自分が関わってくると、頭の中のスイッチが切れるように、今まで働いていた思考がぷっつりと中断してしまい、何も分からなくなることです。たとえて言うと、自分が見ている時にはすべて分かっている野球チームの監督なのに、自分がバッターボックスに立ったとたん、初めて野球をする幼稚園生のように、やり方もルールも分からない初心者になるみたいに。

後の一つは、自分が指示されたり参加したりする時に、何を言われても言葉が動作につながらないことです。

聞いている言葉の内容が理解出来ている時でも、体をどう動かしたらいいのか分かりません。出来ないのではなくて分からないのです。どう分からないのかが、きっと普通の人には理解出来ないでしょう。

手や足は動くし自分の行きたい所には飛んでいくのに、何言ってんだ。と言う人もいるかもしれません。

僕らはまるで借りて来たロボットの中にいるように、いつも自分の体の中でもがき苦しんでいるのです。

それは、自分の目が欲しがっている物の時だけうまく動くことが出来て、人から言われた事に関しては急に電池が切れてしまう。そんな感じなのです。

どうしてこんなことになってしまうのでしょうか、僕には分かりません。しかし、これまでの経験から感じたことは、縄跳びやリコーダーなど、練習を重ねれば出来るようになるものがあるということ。その反対に、自分の判断でまわりの状況に行動を合わせなければいけないようなことは、いつまでたっても出来るようにならないということです。

記憶とは

記憶というのは何なのでしょう。

みんなはあったことをよく覚えているけれども、僕はうまく話すことが出来ないのです。

　僕の頭の中にある記憶はいつも断片的で、それがいつのことかも分からなくなることがあります。場面としてはよく覚えているのに、それがつながらないのです。たくさんあるトランプのカードでみんなはすぐ七並べが出来るのに、僕はずっと神経衰弱をしている感覚です。

　記憶力自体が悪いわけではありません。コマーシャルやビデオであれば、何回か見れば全部をそのまま覚えられます。よく僕たちが、コマーシャルのフレーズをまねして言ったり、昔読んだ本の一節を繰り返したりするのは、みんなが他の人とおしゃべりをするのと同じように、僕らも楽しくおしゃべりをしているだけです。ただ違うのは、話す相手が他の人ではなく自分自身なので、普通の人からみればとても奇妙に見えると思います。

　何度も同じことを質問するのも、自分にとってはいつも初めて質問する感覚なのです。

「さっき、言ったよ。」

と言われても、それがいつだったのかを思い出せないからです。

視覚からの記憶の方がいいと言われるのも、目で見るほうが覚えていられる時間が少し長くなるからでしょう。うまく言えないけれど目で見た記憶は、紙や黒板の上に書いているので意味としてではなく一場面のように、頭の中に焼き付いていてくれるのです。しかし、それもわずかな間で、すぐに灯りが消えるように僕の頭の中は真っ暗になってしまいます。

記憶の闇はどんな世界なのでしょう。

たとえて言うなら、夜の海の上を小さなボートで揺られながら、無数に光る星を見つめ、いったいここはどこだろう。と悩んでいる感じだと思います。

恐ろしい時間

すぐに過ぎてしまって僕をがっかりさせるのです。なかなか終わらなくて僕をいらいらさせるのです。それが時間。

自分の中には、時間に対する感覚がはっきりしません。

みんなの時間と僕の時間は、平行に流れているはずでしょう。といつも僕は思っているけれども、僕の手の中で時計の針のように時間は回せないのです。

自分の考える時間は、追いかけてもつかまらなくて、いつまでも僕を追いかけるものなのです。たくさんあるのにいつも限られていて、僕をおいたてるものなのです。

このからりとしていて過ぎても何の証拠のない時間というものから、逃げる方法は見つけられません。できるのなら僕は、永遠に時間の変わらない星にいきたいのです。

走っている時と歩いている時とでは、周りの景色が違って見えるように、僕らにとって時間はつかみどころのないものなのです。

自分になぜ時間が分からないのか。

ようは、始めと終わりまでの時間がすべてにおいて違うので、絵で描くような場面にはならずに、自分の頭の中で整理出来ないからです。

ゆっくりなら自分のペースで過ごせる僕も、やらなければいけないことが後から後からあると、いったい終わりはいつになるのだろう。と暗い気分になります。

聞くと後どの位かだいたい分かりますが、やる事と時間の配分の見当がつかず、何を自分で待てばここから逃げ出せるのだろう。と考えます。

色々な時間が人を縛ります。

嬉しい出来事の時間の速さなら、いつでも僕は耐えられます。

出来ますか

ぎこちない言葉は、色々な出来事を違う言葉におきかえてしまいます。

うまく言えないと良く分かってないと思われるし、言えてもつい音につられて、気持ちと反対のことを言ってしまいます。

相手に合わせて言えると、やるのだと思われるし、言えないと、したくないと思われます。外国の人に話しかけられると、つい相手の言葉を繰り返して言ってしまうでしょ。それと同じなのです。追いかけられると、逃げてしまいたくなります。似たようなもので、質問されると早く会話が終わってほしくて、つい出来なくてもしたくなくても「はい」と答えてしまうのです。

時々は、上手く気持ち通り答えられることもあります。一人で

「はい、出来ます。」

と、言葉で言えるようになりたいのです。

ただいるだけ

気持ちがあるのに色々なことを言えなくては、欲しいものですら手に入りません。すごく気が滅入って辛いのですが、そのことで僕が悔しいと思っていることは、意外と分かってもらえません。

おとなしければ満足していると思われて、行儀が良いと誉められます。けれども、それは言えないことに慣れただけで、ただいるだけなのです。

言葉が普通にひとりで話せなくても、ちゃんとしていたらいいんだよ。と分かっていても、普通の人と同じように出来ない自分が悔しくて、落ち着いて行動出来ません。

ただいるだけでいいのでは、こんなに苦しくなりません。みんなのように出来ない自分が、とても悔しいのです。

僕は、将来ひとりで暮らしたいと思っています。自分のことで普通の人との違いが分かるようになれば、ただいるのも平気になるのではないでしょうか。

どこから

自分でいうのも何ですが、僕はどこから見ても普通です。ずっとひとりその事で僕は悩んできました。

自分が普通の人だと思われるのは、とても負担で嬉しいことではありません。

僕の様子をよく見ている人は、障害がそうさせているのが分かってもらえますが、ちょっと見ただけでは僕は言うことを聞かない悪い子だと思われてしまいます。

どうして出来ないのかを聞かれても分からないのです。

通勤の人が、自分の乗る電車が分からなくなることはないのでしょうが、発車ベルを聞くとどんな電車にも飛び乗ってしまうのが僕たちなのです。

みんなが働く所ではこんな僕たちは無理かも知れませんが、具体的に分かるように言ってもらえると、出来ることもあると思います。「就学することには熱心なのに、就職はあきらめ気味」なのが現実です。

僕たちは、学校に入ってどこから少しずつ始めるといいのでしょう。ぴったり合う仕事を見つけるにはどうすればいいのでしょう。

誰もいなくなった

みんながいる所は　嫌い
音が大きい所は　嫌い
物が多い所は　嫌い
どこに行ってもうるさくて
僕はいつでもがまん出来ない

神様にお願いしよう
僕のまわりが静かになるよう
この先の人生が　穏やかに過ごせるよう
僕の思いが　とどくだろうか
僕は　そっと目を閉じた
僕のまわりは　闇の世界
何も見えない
誰もいない

僕の世界がここならば
きっと静かに　暮らせるだろう
僕の世界がここならば
悲しいことは　ひとつもない

冷たい雨が降ってきて
僕は思わず　目を開けた
ぽつぽつ銀の雨が降る
きれいなメロディー響かせて
僕を優しく　つつんでくれる
雲の魔法が　つつんでくれる
大きな空の下ならば
誰もが　いつでも　ひとりきり

11歳5か月

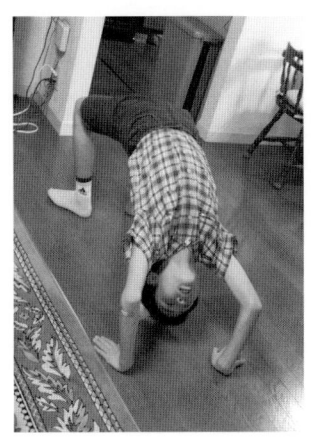

第二章　おもしろいでしょ

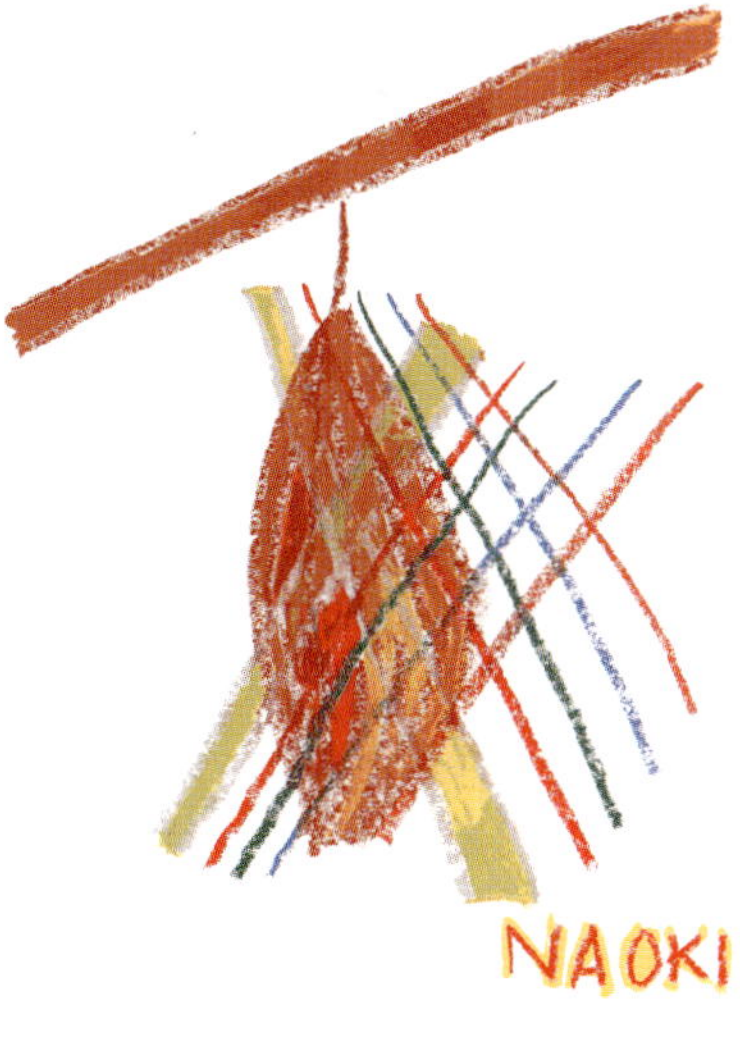

「蓑虫」

目をつかわないわけ

　みなさんは、よく僕たちに、

「これを見て。」

とか、

「目を見て話しなさい。」

と言います。

　昔、僕は「見て、見て。」と言われても、どこを見ればいいのかさっぱり分かりませんでした。そのうち相手が指を出していることに気づいて、その指を見るようになりました。本当に見るものがその指の先にあることは、小学校2年生位になってやっと分かるようになりました。

　みんなは、目をつかえば、見ていることがもっとよくわかるはずだ。と思っているようですが、そうではないのです。

　たとえば、言っているものを目で追うと、話が聞こえなくなります。言葉の音は聞こえていますが、何を言っているのかわかりません。目で見るものが頭の中でいっぱいになり、そのことが気になってどうしようもなくなるのです。

人の目を見て話すというのも同じです。話すとき相手の目を見ると、近くだったら黒目の中に写っている自分の顔に見とれてしまい、遠くだと相手の目を見ることに一生懸命になって、話の内容が分からなくなります。

目で見ることは一人でいるときにはいいのですが、人とコミュニケーションをとっている時使うのは、僕たちにとっては両手で違う字を書く位大変なことです。

見ないで他のことをしているのは、話を聞いていないのではなく、聞こうとしているのです。

好きなことをしてリラックスしていると、話の内容がわかりやすいです。

絵や図など、見なければ分からないものはしかたありませんが、僕たちは、僕たちなりに話を聞いていると知って欲しいのです。

怒られた時

嬉しい時やおかしい時みんなは笑います。それは当たり前ですが、僕は怒られている時も笑い出すことがあるのです。

お母さんに
「怒られているのに、なぜ笑っているの。」

と言われて、初めて気がつきました。

わからなくて笑っているのではなくて、今怒られていることが良く分かっている自分が嬉しくて、つい笑ってしまうのです。

怒っている人は笑っているので「分からない時は、分かりません。って言うんだよ。」と言ったり、分かってないとあきれたりします。

僕は、わけも分からない相手の反応にとまどっていましたが、原因に笑っている僕の顔があったのです。

飛び跳ねる理由

僕たちは、自分の伝えたいことが上手く伝えられない時などに、両足で飛び跳ねて手をパチパチ叩きます。

すごく悔しくて悲しい心を止められません。他の人はこういう時そんな動作をしないのに、なぜなのでしょう。

それは、跳ぶと、とてもすっきりするからです。手を叩くと、すごく気持ちがいいからです。

僕は、どうしてだろう。とずっと考えてきました。

それは、跳んでいる時には、自分の体の部分がよくわかるからだと思います。手を叩けば、ここが手。飛び跳ねれば、ここが足。というふうに。

みんなは、自分の体のことをよくわかっているかもしれませんが、僕たちにとって手や足は、自分のものだという感覚があまりありません。

跳ぶと自分の手足の場所が良く分かるので、とても安心するのです。

上に跳んでいる時は、まるで天に飛んで行けそうなくらい心も体も軽くなります。その間は、自分が人だということも、障害者だということも忘れることが出来ます。

手を叩くとその音で何も聞こえなくなるし、辛いことから自分を守ることが出来るのです。

急に動き回ること

僕は、急に人の手を振り払って動き回ることがあります。突然、飛び出すように動くので目を離せないと、思われてしまうのです。

何か目的があってかけだしてしまう場合と、そうでない場合があります。

どちらもそうなる理由は同じです。

結局、そこにいられなくなるからです。

「自分の場所」をみんなはどう感じているのでしょうか。すごく疑問です。

僕はいつも自分の場所を気にしています。少しでもその場所に違和感があると、体が反応してしまうからです。

違和感とは、その事がいやだ。という時もありますが、そこになじめない。という時もあります。

なじめないというのは、いやではないのです。やりたいのに出来ないことなのです。

どうやればいいのかも分からないし、わかっても僕には出来ません。それで、どうしていいのか分からない僕は、居場所がない。と思うのです。他の人なら、困っていると人のまねをしてみるとか、尋ねるとかするはずです。でも、他の人と関われない僕は、雪山で遭難したみたいに悲しくなってしまうのです。どこかへ逃げたくなって、ワーッと叫びたくなって、一人さまよってしまうのです。

僕らの居場所はどこでしょう。

自分の中には、居場所をつくる方法がないのです。

僕らの居場所をつくってください。

僕らに分かりやすく、僕らがいても困らない、そんな場所です。

そこにいれば僕らはとても安心で、やることが良く分かる。そう感じていられる場所が、僕らには必要なのです。

数字が好きなわけ

なぜ、数遊びをするのでしょう。

それは、自分の予測がつきやすいからやるのだと思います。

とにかく慣れないと、僕はすぐにいろんなことが分からない状態になるのです。

数字は絶対です。何があっても自分で変わることはありません。計算できない数もないのです。数字で表わせないものは人の心の中だけです。すぐ分からなくなる僕の心配する気持ちを、数字は落ち着かせてくれます。

なぜなら、数字はとても規則正しく、よく練習すればするほど僕に合わせてくれるからです。数字をとなえれば絵を見ているように時間がわかり、苦しい気持ちが少し楽になるのです。

あるといいのは、ただいるだけで様子を表わす数字です。

一番って何ですか

見ていると、みんな人より何でも上手くなりたいみたいです。走ること、勉強すること、絵を描くこと、何かを作ること。なぜ人に勝ちたいのか、負けたくないのか、僕には良く分かりません。みんなにほめてもらうのは僕もすごくうれしいです。けれども、なぜ人に勝って喜ぶのかは、僕の中では理解できないのです。

自分で前より良くなりたいから自分が努力するのに、人と比較してもしかたないのではないでしょうか。

僕たちがついのろのろ走ったり、人と競争しなかったりするのは、一番の価値がよくわからないからです。

いろんな子がいて、みんなそれぞれ違って、それだけでいいのです。

みの虫と僕

借りてきた猫のように話にならない。知っているのに知らん顔。

僕は自分に頑張って地上で暮らしてみよう。と声をかけているみの虫なのです。

気持ちの中では現実をわかっているのに、忘れてしまう言葉や変人みたいな態度を隠すのに、自分にはみのがぐるりと必要です。けれども、嬉しい出来事があったり、喜んでいたりする時には、自分の回りをちょっとだけ見に出て、注意されてまたみのに戻ります。自分が嬉しいだけでは、なぜ荷物のようなみのはずせないのでしょう。

僕にそれが必要なのは、一人で社会に出ていく時いるものだからです。

みの虫の僕は、静かにしたりがまんをしたり、苦手なことをたくさんしなければいけません。

苦手を隠す僕のみのは、まだまだ穴だらけなのです。少しの風にもゆらゆらするし、何度もみのを作り直さないといけません。

夢も見ます。秘密の鳴き声で泣くこともあります。みの虫にも学校があります。

（いつも出来ないの）

と思わないで下さい。

みんな一生懸命生きているんです。

どこまでも

そっとしてほしいとき
僕は　自分の手をかざす
指の間から　もれる光が
虹色に変わる
虹色には色はない
静かに流れる光の帯
感じているのは　僕の瞳だけ
どこまでも　どこまでも
色のない　虹の架け橋はつづく

10歳8か月

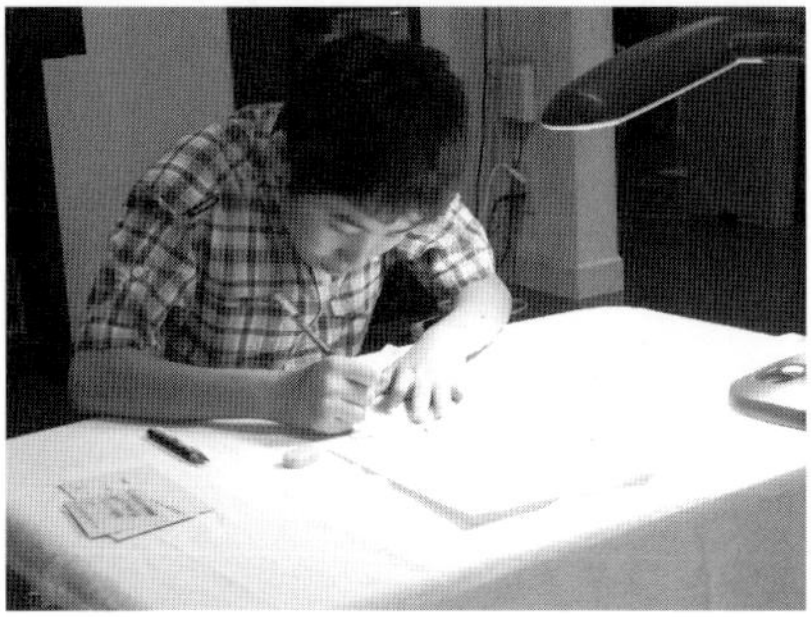

第三章　僕のやり方

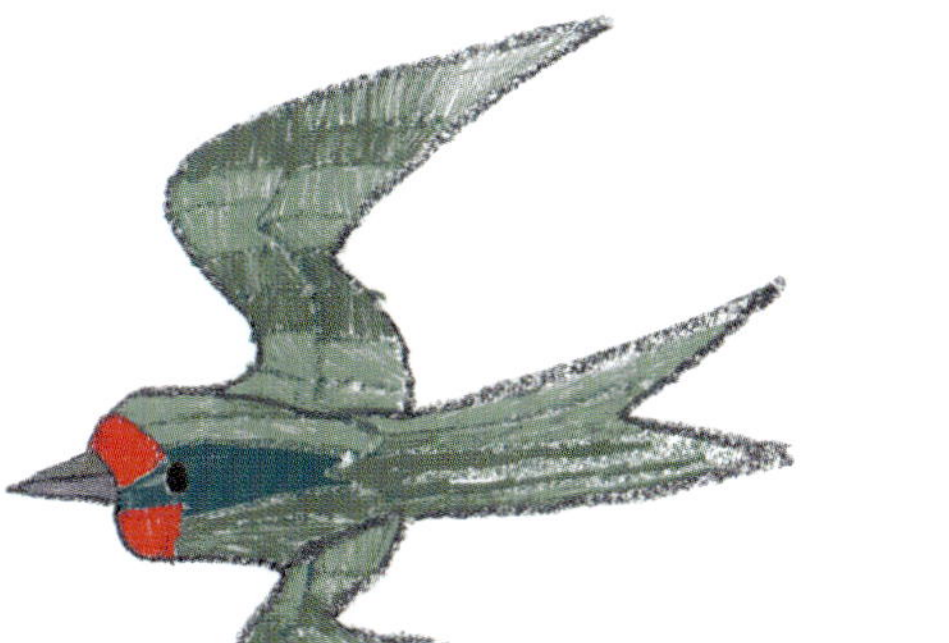

「ツバメ」

筆談とコミュニケーション

僕は、思ったことを上手く話せません。

話そうとするとその瞬間に、言おうと思った言葉が頭の中から消えてしまうのです。

それは、どこかに行った時、ここには以前来たことがある。と錯覚する感覚に似ています。何だか分からないけれど知っている。そういう感じです。どこかに行くのに場所は知っているのに、その方法が見つからないのです。

僕には、考える力も感じる思いもあります。けれども、どうやったらすらすら話せるのかがわからないので、どうしようもありません。

筆談は、そういう僕らの手助けになります。

僕が最初に筆談に出会ったのは、抱っこ法※を始めてから3か月くらいたった時です。

※「抱っこ法との出会い」110ページ参照

抱っこ法を始めてから僕は、今までこんなに気持ちが楽になったことはありませんでした。

今までの僕はずっと一人ぼっちで、誰にも苦しい気持ちを分かってもらえなかったからです。はぐくみ塾で初めて僕は、自分の気持ちを出して受け止めてもらえる場所を見つけたのです。それは、僕にとってとてもうれしいことでした。

泣いてもだめ、怒ってもだめ、叫んでもだめ。話せない僕にとって、自分を表す方法は何もありませんでした。

抱っこしてもらうのに泣くなんて、おかしいと思う人もいるかも知れません。

人は悲しいときには泣けますが、苦しいときに泣くためには受け止めてくれる人がいなければ、心から泣けないのです。

はぐくみ塾の鈴木さんに抱っこされ、自分を出してもいいんだよ。と言われて、やっと自分を受け止めてもらえる場所を見つけたのです。

それからというもの、はぐくみ塾でも家でも、僕はたくさん泣きました。

すると、泣けば泣くほど心が軽くなっていったのです。

僕は筆談のことは、鈴木さんとお母さんの会話から出来る人がいることを聞いていました。しかし、どうやったらそれが出来るのか、僕にはわかりませんでした。

その時、僕は筆談をやってみたい。と思う反面、僕が書く言葉をお母さんは信じてくれるのか、不安でした。

初めて筆談をした日、僕は怒っていました。鈴木さんに対して、(どうして僕のことを知らないのに、わかったようなことを言うんだろう。)

と思ったからです。

そんな僕に対して、鈴木さんは、

「何か、言いたいことがあるんだ。」

と言って、鉛筆を持たせてくれました。

僕は、すごく怒っていたので、それから先のことはあまり覚えていません。

気が付いたら僕の言いたかったことが、紙の上に書けていました。

まるで、魔法みたいに僕の言葉が書けたのです。

その時の僕の驚きと喜びは、どこか知らない場所で迷子になった時に、偶然知っている人に出会えたような、そんな感じでした。

隣のお母さんを見ると泣いていました。鈴木さんは、もっと泣いていました。

クリスマスが近づいたある日、鈴木さんがお母さんに、

「何か、なおくんに聞きたいことある？」とたずねました。

今まで話をしなかった僕に、言いたいことはたくさんあるはずです。僕は、お母さんが何を言い出すのか心配でした。

お母さんは、どうしても聞きたいことがあると、鈴木さんに言いました。そして、

「なおちゃん、今年のクリスマスは何をサンタさんにお願いするの。」

僕は、胸のおくがあったかくなりました。僕は筆談で、

「僕は、プレゼントはいらないから、サンタさんに会いたいの。」

と答えたのでした。

それから、５回くらいはぐくみ塾で、僕は鈴木さんと筆談をしま

した。僕は幼稚園のこと、家族のこと、色々鈴木さんに、聞いてもらいました。

お母さんは、鈴木さんを通さなければ僕と話せないことがとても不便に思ったらしく、家でもすぐに筆談の練習を始めました。鉛筆を持った僕の手の甲をお母さんが握るわけですが、僕はお母さんに直接話すのが恥ずかしくて、なかなか上手くいきませんでした。

お母さんは、僕が書こうとしなくてもあきらめませんでした。

そして、それから3か月後には、手をそえてもらって鉛筆を使って紙に書く筆談が、お母さんとも出来るようになりました。

それまで、人と話したことのなかった僕が、自分の気持ちを言えるようになって、やっと、みんなと同じになってきたと感じました。

筆談を始めて僕は、嘘もいっぱい書きました。どうしてそんなことをしたのか、分かりません。記憶が間違っていたのか、お母さんを試そうとしたのか。

多分、内容が事実と合ってないことが、他の人が筆談を信じないことにつながっているのでしょう。

けれども、それは違います。

僕らがみんなと大きく違う所は、起きた出来事よりも、その事で感じてしまう心に振り回されてしまい、事実がよく分からなくなってしまう所があるからです。

僕の場合は、どんなことを書いてもお母さんがあきらめずに、筆談を続けてくれました。

筆談の中身が事実とちがっても、お母さんは怒ったりがっかりしたりしながら、毎日僕と筆談の練習をしてくれました。

僕は、今は、一人でパソコンをうつことが大分出来るようになってきましたが、まだ、他の人がいる時や環境が違うと、上手くやることができません。

簡単な文や決まった返事なら口で言うことも出来ますが、それは本当の僕の言葉ではありません。動物が、訓練すれば芸が出来るように、僕も練習で言葉をいくつか使えるようになっただけです。

本当の言葉はなぜ出て来ないのでしょう。

みんなが普通に話している言葉は、僕には使えません。言葉にして話そうとする時、色々な刺激やちょっとした心の動揺のために、言葉の回路が切れてしまうからだと僕は思います。

手をつないで励ましてもらえると気持ちが落ち着いて、自分の言葉を手で書くことが出来るのです。

介助してくれる人が誰でもいいわけではありません。僕たちのことを理解してくれて応援してくれ、心が通じ合うことが必要だと思います。

筆談は、まだまだ世の中に知られていません。

僕がここまで出来るようになるまで、とても苦労しました。何度も絶望し泣きました。

僕が言いたいのは、僕たちもみんなと同じだと言うことです。見かけが変で上手く話せなくても、心は同じなのです。

筆談とは会話の練習ではなく、心と心をつなぐものだということをみんなに知ってもらいたいのです。

考えている時

「ですから、考えているのです。」

自分で話をする時、僕はいつもこう言いたくなります。相手の人は話しかけてすぐに僕の返事がないと、勝手に話を進めてしまうからです。

話としては分かるのですが、自分の返事が出来るまで、僕には時間が必要なのです。

学校では、自分に関係する人は大体いる所が同じなので、すぐその人が誰だか僕にもわかります。しかし、あまり話すことのない人は、声をかけられても知らない人だと思ってしまうのです。

耳に入って来る音が、何の音でどこから聞こえて来るのか。それを、僕が今まで経験したことを思い出しながら探します。出どころが分かると、知っている人と同じか考えます。

なぜ僕のことを知っているのか、その人がそこにいるのはなぜか、僕はどうすればいいのかを、出来るだけ考えようと努力してみます。

ぐっすり寝た後、頭がすっきりした時みたいにはっきりすることがないまま、出来事は全て終わってしまうのです。

宿題を忘れて叱られている子供のように、分からない顔をして立っているしかないのです。

聞こえているのに

君たちは、きっと聞いていない、と思われています、僕たちに。

僕たちは、話をよく聞きなさいと言われます。すぐ聞きながら、自分勝手に話し始めてしまうからです。嬉しくて言わずにいられなかったり、ひとりごとで落ち着こうとしたりするのです。僕はよく聞こえていると伝えたいし、話の内容は分かっているのです。

しゃべるといけないのは分かっていますが、様子をよく知ろうとすると、つい話してしまうのです。

しまいにはうるさいと怒られてしまうのですが、僕は自分の声でうるさいと感じたことがないのです。

話を聞いている時、自分の言いたいことを言っていても、普通と違って自分の声は音を鳴らしているだけで、自分で意識しないでいられます。

僕たちの声がうるさいという君たちこそ、僕たちの話を聞いていないのです。

笑えない

学校でみんなが同じ時に笑ってる場合、僕はみんなのようには笑えません。笑いたいのに笑えないのです。

無理やり笑い方をみんなに合わせて練習しても、自分だけういているのが分かります。

繰り返す「あはは」と言う言葉や、悔しいときにする表情の笑顔では、自分では笑っているつもりでも、笑うことが練習のピエロみたいです。

良く分かるのに笑えなくても、僕らは同じように感じていることを分かってください。

ぶらぶらしているだけの足や、夢を見ているような表情、ひらひらういた手が、どれも僕たちのしている笑い方なのです。

みんながしている自然な笑いは、一人の時や心を許した人にならできます。

なぜですか。みんなの中にいることがつらいからですか。と思われるかもしれませんが、それは違います。

自分の気持ちに気がつくのが、みんなより少し遅いからではないかと思います。

嬉しい出来事があったとします。僕らはまず言えないので、遠慮して人に気づかれないように、自分の心の中だけで嬉しい気持ちにひたるのです。遠慮するのは、そのことについてあれこれ聞かれるのがいやだからです。

自分で楽しんでいると、周りの人たちも自分と同じように嬉しいのだと気づきます。僕もみんなと一緒に笑ってみようと決心しますが、その時には、みんなの笑いは終わっているか、みんなの笑っている顔に驚いて、笑い方を忘れているかのどちらかです。

みんなはきっと、自分が楽しければ「わははは」と、すぐにお腹のそこから笑えるのでしょう。こんなふうに、いつも笑いがずれているせいでみんなと一緒には笑えませんが、心の中では楽しんでいますので、見た目が笑っていなくても気にしなくていいのです。

僕らのして欲しいこと

あります。僕はして欲しいことがたくさんあります。とにかく違いを理解してくれると嬉しいと思います。

ついている体の部分は同じですが、機能がかなり違います。言われているのが分からないように見えても、分かっていると信じてやって欲しいのです。分かっていると信じてくれるだけで、苦しい気持ちは半分になり、生きる意欲が生まれて来ます。

自分がある時知らない国に連れて行かれたとして、言葉も分からない、誰も自分のことを理解してくれないとした時、あなたはどうしますか。笑われて怒られて嬉しいことが少しもなかったら、きっといつも泣いているでしょう。

みんなは分からないでしょうが、僕たちがおかれているのはそういう状況です。

様子が分からない僕たちを助けてください。助けてくれれば僕たちだってやっていけるのです。

僕たちに分かるように話してください。ゆっくりと短い文で、絵や字でかいてくれるともっと分かりやすいです。

目を見て話すことを強制しないでください。すごく緊張して、ますます話せなくなります。

僕たちが変なことをしても笑わないでください。とても傷ついて何もしたくなくなります。

時々ひとりになれる居場所をつくってください。みんなの中にいると、とても疲れるのです。

僕たちもみんなと一緒だと信じて、同じように話してください。みんなの仲間に入りたいのです。

勇気の出し方

今年は気持ちが嬉しかった。と思います。ピエロのように動くだけではなくて、きちんと話を聞いて自分でやろうと思ったからです。慣れるまでは大変でしたが、心が安定してきたのでいい状態になったのだと思います。きれてしまいがちになる気持ちを自分でコントロールするためには、勇気が必要です。

様子が分からない時、出来ないのではないかと不安になります。自分の様子を人はどう思っているのだろう。と気にせずにはいられません。この時僕に必要なのは勇気なのです。

どうしていいのか困る時、自然に待つことや良く話を聞くことは、すごく勇気がいることです。

　様子が少し変わっていても平気で、そんなに悪くなることはない。と分からないといけません。上手くいかなくてもなんとかなる。とあきらめなくてはいけません。そう思えばいいのですが、どうしたらいいのだろう。と思うだけで頭の中が混乱し、がまん出来ない恐怖が僕を襲うのです。どういう恐さかというと、自分が回りの変化によって気がおかしくなるのではないか、と感じる恐さなのです。ひとりでなぜそんなことを思うのか、分かりません。

　変だと思われるでしょう。

　気が変になるかも知れない恐怖というのは、すごく恐くて自分ひとりが、ならくの底に突き落とされるような気がします。なぜそう思うのでしょう。みんなは少しくらいの変化は何とも感じないのに。

　人はまわりを見て、自分が今どうしなければならないのかを知りますが、僕にはそれが難しいのです。自分が慣れている事や知っていることでないと、何をどうすればいいのか分からないのです。分からないことで困ってしまい、他の人に聞くことやまわりを見ることも出来ずに混乱するのです。混乱すると、後は自分では何も分からなくなるのです。

普通の自分になるためには勇気がいります。

言葉がよく分かってもらえなくても、自分がすることが分からなくても、落ち着いていなければなりません。

出来なくて恐くても、勇気を持って戦うのです。その勇気の出し方が僕には問題なのです。

自分の気持ちをゆったりともち、苦しくなった時は大丈夫だと自分に言い聞かせます。もしも、混乱しても何とかなると信じて、がまんしたいと思います。こんな勇気がもてるのが、今の自分の目標です。

雲が世界を二つに分けた

雲が世界を二つに分けた
地上と天とに　二つにわけた
地上は人に　天は鳥に

雲が世界を二つに分けた
地上の人はちっぽけで
天の鳥はおおらかで
僕はどちらも　好きになれない

雲が世界を二つに分けた
人は空を見上げては
ため息ばかりついている
鳥は下を見下ろして
緑ばかり探してる

雲が世界を二つに分けた
どこからどこまで天なのか
そこからどこまで天なのか
人は天を見てみたい
鳥は地上で暮らしたい

雲が世界を二つに分けた
どちらの世界も　狭すぎて
僕はどちらも好きになれない

11歳7か月

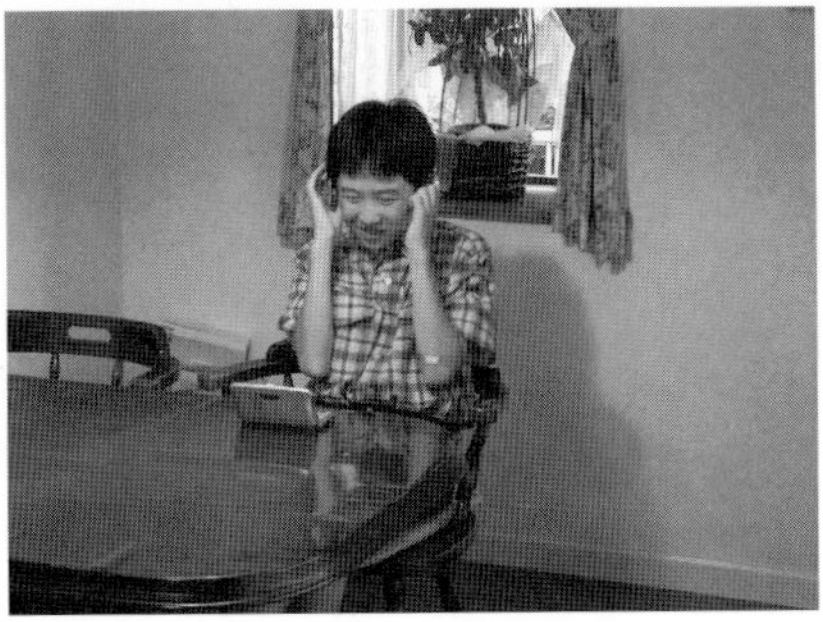

第四章　楽しみとは

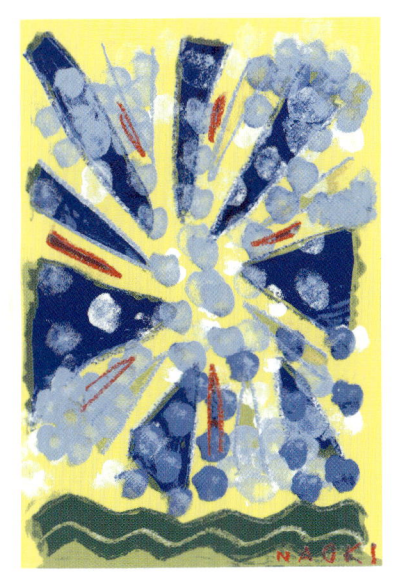

「空」

地面と空と

近いのはどちらでしょう。地面と空と。みんなは足がついているから「地面」と答えるでしょう。

でも、僕らにとっては、空の方がずっと近くに感じてしまうのです。

どうしてそんなことを感じてしまうのでしょう。

それは、人の目を通しても見える光のせいだと思います。人には光が見えますが、なぜか人が見えない光も、僕らにはかすかに見えている気がします。

光はいつも僕たちをとらえて放しません。夢のようにゆらゆら揺れて、光の向こうに見えるものを変化させます。

変化は、景色が変わることではありません。景色と僕の間の、空中の分子のようなものが、変化しているように思えます。

どう変化をしているのかというと、たくさんある光の粒が大きくなったり小さくなったりして、僕の目の前を通りすぎるのです。それは、いつも見えるわけではなくて、光の角度や明るさによって見える時と見えない時があります。

　よく自閉の子が光をじっと見たり、手をひらひらさせたりするのは、その光の粒に見とれているのか、光の粒と遊んでいるのか、どちらかだと思います。

　光と遊ぶなんてよく分からない。と普通の人は思うかも知れませんが、僕たちは光を見ている時、なぜか自分も光になっているのです。自分が光になって光の粒を体に取り込んだり、粒の中に入ったりして光と遊ぶのです。

　たくさんの光の粒は、静かに降る雪の中で一人たたずんでいる時のように、僕の周りを白一色ではなく金色でいっぱいにします。

　光の中にいるだけで僕はとても幸せで、心が充たされるのです。

　空が近いと感じる理由には、この目の中に入り込んでくる光の影響があると思います。

　聞こえてくる言葉より光の方が、早く僕の元に届きます。光が届くと僕はそれを、僕自身の力で上に向かって投げ返すのです。それはまるで、空と僕とのＥメールのように瞬時に出来るやり取りなのです。

空が近くに感じるのは、気持ちがいつも空に向けて開いているからだと思うのです。

鏡の国の僕

僕の好きな国は、似ているのに全く違う国、出来るだけ近付いても手につかめない国です。そういう所に僕は行きたいのです。なぜなら、そういう所では嬉しい出来事があるからです。出来ない。と思われていることが、ここでは簡単に出来てしまうのです。

それは、文字や絵が瞬間に全て逆さまになるという、鏡の僕の世界です。

すぐ時間も場所も越えて、その世界に僕は行く事が出来ます。練習しなくても、みんなは鏡の国の住人になれるのです。住人になれば好きな時好きな時間だけ、自分の芸術作品を見ることが出来ます。

けれど、その映像では決してお話が作れません。絵本のようにずっとそれをとどめておくことは出来ないし、いつまでも自分で覚えているわけにもいかないからです。

「やるよ」と声をかけなくても、いつでも鏡は、僕に出来るはずのない世界を見せてくれます。みんなが見ている世界はすごく当たり前だけど、気をつけてのぞいてみると、近くに追いかけてもつかまえられない世界があるのです。

「君たちじゃ、鏡の国では暮らせないよ。見ているだけでは秘密の扉は開かないんだ。」

鏡の国にいる王子は言います。

　自分で鏡の国の扉の鍵を探すために、僕は鏡に向かっては「はい」と返事をし、一人で本をうつしては、嬉しそうにわいわい騒いでいるのです。

緑が好きなわけ

　画用紙に色をぬる時、みんなはよく好きな色を真っ先にぬります。人は、色の中に自分だけに合うイメージがわいてくるのです。

　苦手な色があるのだとしたらどうしますか。しかたないので、その色は僕は使いません。出来るだけ明るい色が僕は好きだからです。自分では赤が一番合っていますが、好きな色は緑です。

それで、どうして赤が自分に合っているのかというと、出来ない時悔しくなる気持ちが、全て赤に感じるからです。その景色を変えてくれるのが緑です。泣きたい気持ちを優しく包もうとしてくれるようで、絵画がわからない僕ですが、夢に出てきてくれるおとぎ話のように、美しく気持ちを癒してくれます。自分にしか分からない見えない色にも、ちらちら気持ちが揺れます。秘密で人に警戒されない色です。嬉しい時ではなく、可笑しい時その色は見ることが出来ます。作れるのならいいのですが、その色は誰にも作れません。出来ない色、それに見えない色。なかなかわかる人はいません。気になるでしょう。

答えは、みんなの笑い声の色です。

1日でも笑わない日はないでしょう。お母さんが笑って「うふふ」お父さんが笑って「あはは」僕が笑って「けらけら」文字でそれを表わすとこの感じですが、笑い声は、僕には昔から見て感じるものなのです。自分の目でしか見れませんが、僕以外でも見えている人もいます。

たとえば、泣いているのが分かっている時、苦笑いでは意味がありません。そういう時、笑い声に色をつけてみるといいのです。

自分の思い出に色々な理由がありませんか。

その時の気分で思い出にも色がつくのです。ですから、同じように笑い声にも理由を考えていると、色々な色が見えてきます。

僕が聞いている笑い声は、いつもピアノの音のようです。

必要に迫られて出している音とは違って、笑い声では学校でひくピアノのように、いい音が生まれます。自分の言葉とは違うので、よく気持ちが表れます。「ぐふふ」「えへへ」「わっはっは」笑った声が人にとどく時、赤ちゃんが言えない言葉をテレパシーで伝えるように、英語を話せない人が身振り手振りで気持ちを伝えるように、笑いひとつで出来ない話が通じるのです。

笑い声の色は見えませんね。けれども、人に作れない色があるように、存在するのに見えない色もあるのです。

目で見えない色を心で見る。

描いた色は、自分の好きなイメージの色が合うでしょう。

絵本を読む

君の好きな本は何の本ですか。

僕は分かりやすい絵本が好きです。

人も動物もみんなが仲良くできて、大きい絵で描かれているところが分かりやすいです。

分かりやすい本は小さい子が読むもので、みんなは絵本はもう読まない。と言うかも知れません。

口だけで読むのであればそうかもしれませんが、想像しながら読むのであれば、絵本はとてもいい本です。

絵本を読む時、僕は空想で考えるような自分だけの登場人物を出したり、いろんな場面を付け加えたりします。毎回時間を忘れてしまうくらい楽しくて、自分の物語を作っているようです。

絵本を片付ける時（心の中に風が吹いていったよ）と絵本にひとり話しかけるのです。

言葉のリズムについて

自分は英語が好きです。

英語は、とても分かりやすくて簡単だからです。文章にして伝える時も、日本語だと何通りも言い方があるのに対して、英語はシンプルです。言葉のリズムも英語の方が、音楽を聞いているように、リズムが一定で聞き取りやすいです。

言葉のリズムと言えば、反対語や意味のない音も好きです。

たとえば「タイツ」と靴下のことを僕が言うと、相手が反対語で「ツイタ」と言ってくれます。「ツイタ」と言っても、着いた、点いた、突いたと、たくさんのツイタがあります。なのにその中で、相手がタイツの反対語を言ってくれるのが、僕には楽しいのです。なぜ楽しいのかと言うと、相手はタイツの反対語としか思っていないのに、僕はたくさんのツイタを思い浮かべている違いが、僕にはおかしいのです。

意味のない言葉の音も、思っている音と微妙に違う音を言葉で言われるのが、おもしろくてたまりません。練習もかねて僕が教えてあげても、誰も僕のようには言えません。
分からない言葉がみんなにもあるようで、とても愉快になるのです。

僕の物語

話が上手く出来ないし難しい本も読めないのに、僕が物語を書くのを不思議に思われるかも知れません。

人がどうやって物語を書いているのか僕には分かりませんが、僕のやり方をお話しします。

僕はまず、書くテーマと原稿用紙の枚数を決めます。次に、登場人物を決めます。後は、結末を考えて、それに合わせて全体がすぐに出来上がります。最後に、頭の中にある文章を書くだけです。

僕はとても小さい頃、神様や天国についてのことを書いていました。小さい子が書けるはずはない。と思われるかも知れません。

その頃、僕は自分があまりにも苦しくて、今日だけでもいいから助けてください。と神様に一生懸命お願いしていました。神様の話を書けば、神様が僕に助かる方法を教えてくださると思ったのです。

僕の家は特に宗教を信じてはいませんが、お話やテレビで神様の事は知っていました。

僕は、なぜ書けるのかと言われても、頭の中に浮かんでくる文章を、ただ書いているだけなのです。

年齢が上がるにつれて、色々なことにも目を向けられるようになりました。

物語を書くことは、僕にとっては、口では言い表わせない心の奥を表現できる手段です。書いている間は、僕は普通の子になることが出来るし、登場人物になって色々な経験をすることも出来ます。

僕の頭の中は、いつも書きたいことでいっぱいです。

人に勇気を与えられるような作家になるのが、ぼくの夢です。

みかんの国

「みかんの国は　お日さまよ」
昔　お母さんが教えてくれた
「みかんの国は　地球だよ」
昔　お父さんが教えてくれた
けれども
お日さまは　国を持っていなかった
地球は国ではなく　星だった
僕は探した
あちこち探した

だけど
みかんの国は　どこにもなかった
僕はみかんにあやまった
「ごめんね　見つけてあげられなくて」
みかんは　僕にこういった
「私の国は　ここにある」
そして　ころりところがって
僕のポッケに　入っていった

12歳1か月

第五章　僕のこれまで

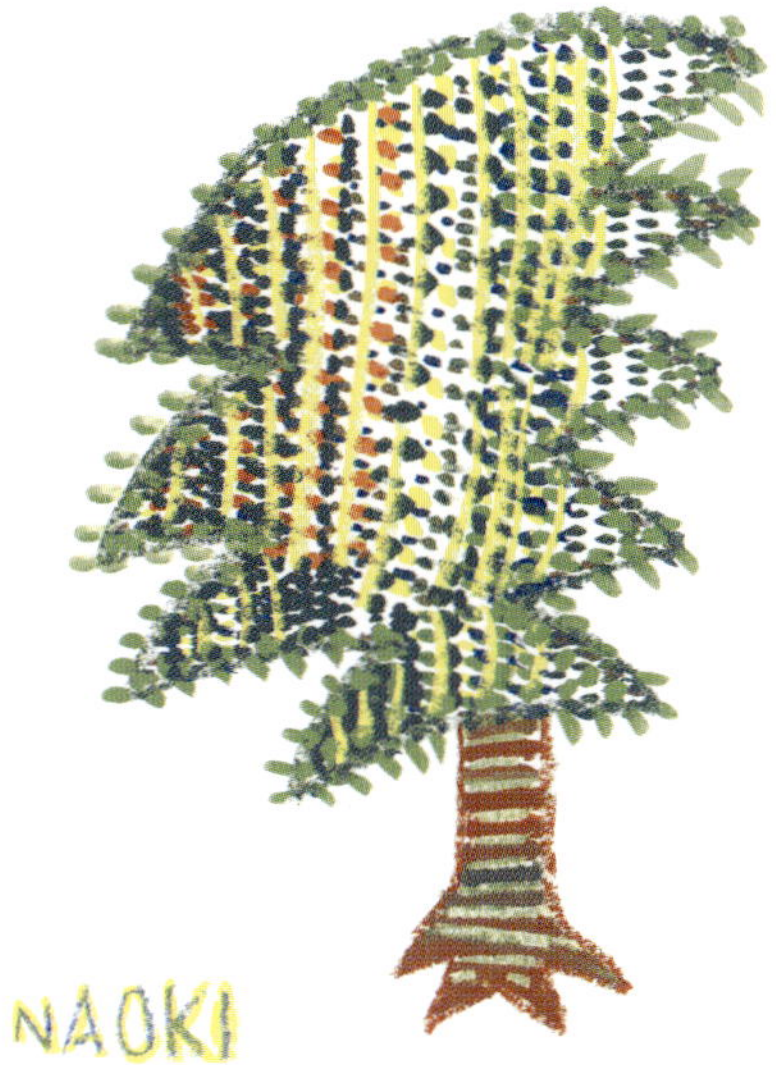

「木」

僕のこれまで

僕は気持ちを知ってもらいたいのですが、どうしてもこれまでの僕の様子を知りたいと思われている方もいらっしゃるようですので、僕のこれまでを簡単に紹介します。

誰でも生きている限りさまざまなことがあります。

僕もそうでした。

自閉の子は、見かけよりもとても苦しんでいます。

僕のこれまでは、とても恵まれていたと思います。僕よりずっと大変でかわいそうな子もたくさんいます。

もしも、自分のお子さんが自閉でも、その子のために泣かないでください。

その子が泣きたいのにお父さんやお母さんまで泣いたら、子供は居場所がなくなります。

自分たちは幸せだと言ってあげれば、子供は生きる勇気をもつことができます。

僕たちは信じたいのです。僕たちだってこの地球に暮らしてもいいことを。

3歳から幼稚園までの僕

僕の記憶では、僕の周りで起こっていることは、自分とは別世界のような感じでした。

僕は、自分で作った決まりや遊びの中にいれば楽しかったのです。それが、ある時から様子が変わり始めました。みんなが話をすることに気づいたのです。僕は、どうやればそれが出来るのか、分かりませんでした。お母さんが言っていることも分かってはいましたが、僕は自分の世界にいなければどうしようもありませんでした。

幼稚園の頃

まさか、お姉ちゃんと同じ幼稚園に行けるとは思っていませんでした。僕は、お姉ちゃんが通っていた幼稚園には何度か行ったことがあり遊具など慣れていたので、すごく嬉しかったです。もうだめだと思っていたのに、頑張ればみんなの中にいられると思いました。

　ところが、実際は困ることだらけで、先生が言っていることも分からないし、みんながやっていることも僕には全然出来ませんでした。僕は悲しくて疲れ果てていました。病院のような所へ行っても詳しいことは分かりませんが、僕はみんなより遅れていると言われ、両親の悲しそうな様子を見ていると、もう僕はだめなんだと絶望的な気持ちになりました。迷惑ばかりかけていた幼稚園も、辞めなければならないと思いました。何もかもがいやになりました。

　しかし、思いがけず年長からは、お母さんが僕と一緒に幼稚園に行ってくれる事になりました。お母さんは、ずっと僕と一緒にいてくれて、先生が言っていることを僕に説明してくれました。工作やお遊戯も、手取り足取り教えてくれました。僕は、やっとみんなが何をしているのかが分かり、自分もやってみようという気になりました。それまで、僕は逃げ出してばかりいましたが、お母さんのためにも頑張ろうと思いなおしました。

　普通の小学校に入学するのは、僕の夢でした。

小学校低学年の頃

僕は、お母さんと一緒に普通の小学校に通学することになりました。

恥ずかしいというより、僕は一人ではないという安心感の方が大きかったです。

学校という所は勉強をする所だと思っていたのに、勉強以外のことがすごく多くて驚きました。

幼稚園の頃から、自分はみんなより遅れていると思っていたので、何をするにも自信がありませんでした。みんなのように話も出来ないし、先生が言われていることもよく分かりません。辛くて辛くて仕方ありませんでした。そんな僕を心から支えてくれたのは、お母さんです。お母さんは僕の気持ちを分かってくれました。

僕が少しずついろいろなことが出来るようになって、やっと学校へ行く勇気が出てきました。お母さんがいてくれたので、僕が変でもいじめられませんでした。きっと、お母さんがいなかったら、僕は学校へは行けなくなっていたと思います。

みんなは障害のある子がよく分からないのです。僕たちがみんなのせいでどれだけ傷ついているのか、どれだけ怯えているのか、考えたこともないのです。悪気があって、からかったりふざけたりしているのではなく、ただ自分が面白いからやっているのです。僕たちは自分で自分のことが守れません。傷つくたびに生きるのが辛くなるのです。

みんなはいつも楽しそうでした。どんな時にも何にでも、すぐに自分を合わせられていました。それが僕には不思議でした。僕はやる事が分からないとすぐに不安になるし、急にスケジュールが変更すると、それだけで、どうにかなりそうなくらい胸が苦しくなりました。

その度に、お母さんが僕に詳しく説明してくれました。

勉強も、先生がみんなに言っている事は音として耳に入っては来ますが、それがどういう事なのか、何をすればいいのか、僕には理解出来ません。お母さんは授業中もずっと僕の隣にいて、ひとつひとつのことを説明してくれました。僕は、みんなと一緒に勉強したかったので、お母さんがいてくれなかったら何も分からず、授業の間ずっと教室の中を動きまわっていたと思います。

縄跳びの練習も、ものすごくやりました。毎朝早く起きて、学校に行く前にマラソンや体操をして、縄跳びの練習をしました。僕は絶対に縄跳びなんて出来るはずがない。と思っていました。いくら出来なくてもお母さんは諦めません。そのうち、何とか1回跳べるようになりました。その時の嬉しさは忘れません。毎年、冬になると練習して、僕はあや跳びも交差跳びも出来るようになりました。今では二重跳びも出来るようになり、体育の苦手な僕の、唯一の得意なものになりました。冬には必ず体育で縄跳びがあったので、僕もみんなのように跳べるというのは、とても自信になりました。

小学校高学年の頃

学校生活には大分慣れてきました。

しかし、僕が少しみんなと一緒に出来るようになっても、僕の障害がよくなることはありませんでした。音や光に敏感で、スケジュールの変更がある度、僕は苦痛でした。

みんなのやっていることが僕には、新幹線の窓から見る景色のように感じました。

それでも僕は、将来社会で生きていく為には、みんなの中で頑張ることが必要だと思いました。何をするにも綱渡りの状態でした。鼓笛のリコーダーも運動会も6年生を送る会も、いつも僕は精一杯やりました。終わった時には充実感でいっぱいですが、行事は次から次へと終わることはなく、かかしのような僕に人間になるための魔法は永遠にかかりませんでした。

僕は、みんながけんかしたり、悪口を言い合ったりするのも理解できませんでした。それが成長するためのものだとしても、傷つけ合って人がよくなるとはとても思えません。そういう中に自分がいるのも苦痛でした。

みんなと同じ学校にいて、僕は本当に良かったと思います。人に助けてもらうことが、最初はいやでした。なぜなら、僕は助けてもらうばかりで、人を助けることが出来ないからです。でも、僕とかかわってくれたみんなの顔を見るとみんな嬉しそうで、助けてもらうことも悪いことではないと知りました。

僕は、勉強がしたかったのです。でも、このままの僕では、お母さんと一緒でないとみんなの中ではやっていけないことを、僕自身が一番分かっています。

僕の障害がどういうものなのか、僕はよく理解していません。自分が障害児だと認めたくなくて、今まで逃げていたのです。

本当に良くなりたいのなら、自分の力で障害と向き合わなければなりません。

僕は、自分を良く知るために、養護学校への転校を決めました。

養護学校に転校して

お母さんと初めて離れて、自分はちゃんとやっていけるのか、不安でしょうがありませんでした。

養護学校では何をするのかも良く分からなかったのですから、僕は自分が困るのが心配だったのです。

しかし、出来ないことはあっても、僕が困ることはあまりありません。なぜなら養護学校の先生方は、出来ない僕たちのことを良く分かってくださって、いつも僕を助けてくださるからです。

養護学校でやっていることは、普通の学校に比べたら幼い内容かも知れません。

しかし、養護学校に通っているみんなは一生懸命に生きているし、何より心がきれいです。

普通小学校とは分けて教育していますが、同じ学校ならお互いの良い所を生かせるのにと、僕は思います。

勉強はお母さんと家でやっていますし、作家になるため物語も書き続けています。

僕は将来へ向かって、自分が今出来ることをやって、夢を実現したいのです。

僕が書く物語

必要にせまられて書いていることはありません。

絵で見ているように人の心に直接語りかける文章が、僕の理想です。

「わかりますか？」と聞かれて「はい」と答えるようでは、いい物語とは言えないと思うのです。気持ちがそこにあって、そのままつたわるのが良い物語です。

幼児が読んでも高齢者が読んでも、読んだ後面白かった。と言われるものを書いていきたいと思います。

お話を聞いているだけ、読んでいるだけではなく、一緒に楽しんで欲しいのです。

空気のようにいつも側にあるのに、人は愛することをすぐに忘れてしまいます。

自分から愛することを始めませんか。

そうすれば、世界の平和がきっとやって来ると思います。

第六章　直樹との12年

東田美紀

「蛙」

直樹誕生

平成4年8月12日　午後3時59分　妊娠39週　正常分娩で直樹は生まれました。

体重３１０４グラムの元気な赤ちゃんでした。主人もとても喜んでいました。生まれた後、私の両親が新生児室にいくと、直樹は、目をぱっちりと開けてまわりを見つめていたらしいです。

上の娘とは1歳半しか離れておらず、子育てに追われる忙しい日々が始まりました。

体力的には大変でしたが、ついこの間娘にしたことをもう一度やればいいのだと、私は楽観的に考えていました。

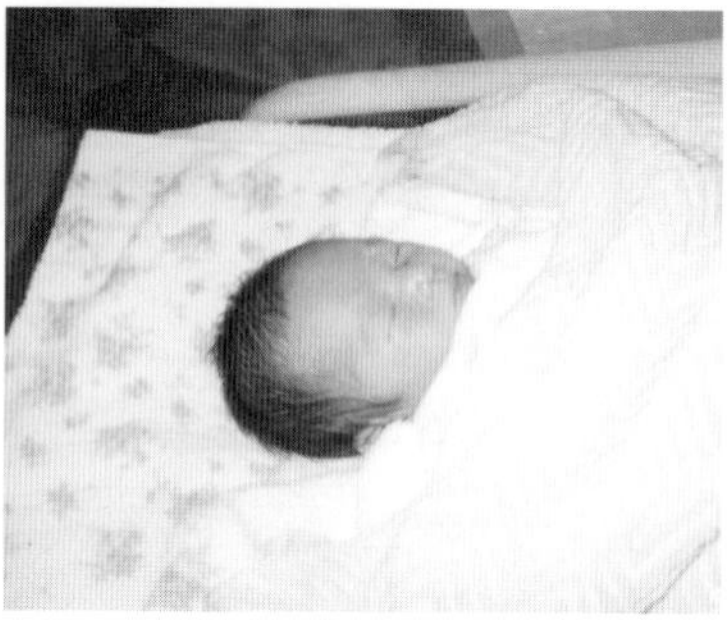

誕生　生後3日

1歳まで

娘もまだ小さかったため子育ては大変でしたが、直樹はよく眠ってくれたのであまり手がかかりませんでした。すごくかわいくて、どこに連れていってもほめられる自慢の息子でした。成長も順調でよく泣いてはいましたが、抱っこすると泣きやむのでそれほど気にしていませんでした。どちらかというと娘の方にかかりっきりで、

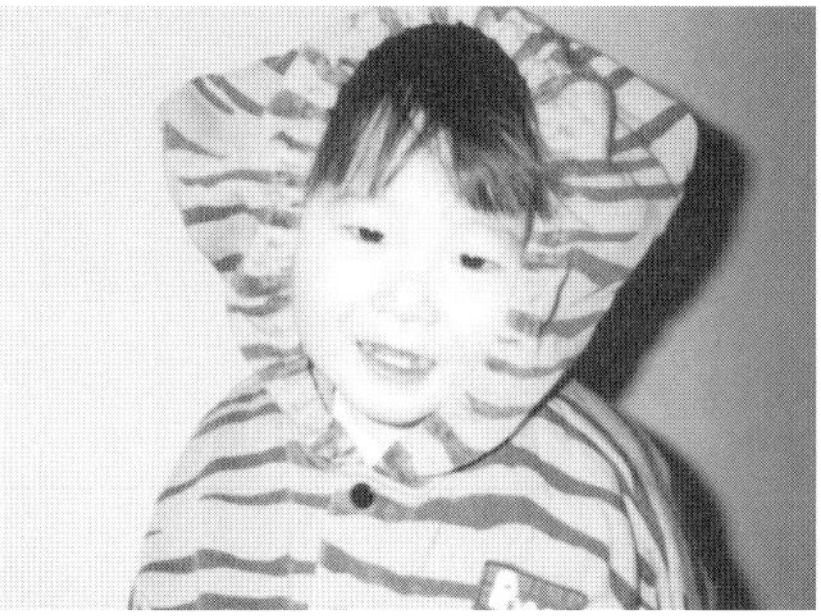

トラに変身　１歳

公園に行ったり本を読んであげたりしていました。直樹も一緒にいたのだから、同じように刺激はうけていたと思います。

おとなしい赤ちゃんでしたが、娘に比べて抱いた感じが少しかたい気がしました。

９～10か月になっても人見知りもせず、誰にでも抱っこされていました。

困ったことと言えば、何でも手でつまんで口の中に入れて、もぐもぐすること位でした。

一人遊びもするし、人なつっこい良い子だと思っていました。

主人も私も両親は遠くに住んでいましたので、主人は色々育児に協力してくれました。

どこに行くにも４人一緒のことが多かったです。

1歳から3歳位まで

歩き始めるのは遅く1歳3か月位でした。それまでは、はいはいでいろいろな所を動き回っていました。

あいかわらず人見知りもなく、私を探す事もありませんでした。

呼んでも振り向かないのに、好きなビデオの音が聞こえると、遠くからでも走って見に来ていました。

　おもちゃの車で遊ぶときは、並べるかタイヤをくるくる回していました。タイヤだけではなく回せるものは何でも回して、それをじっと見ていました。

　公園に行っても、砂を手でつかんでさらさら落としたり、ベビーカーをずっと押し続けたり、他の子とは遊び方が違っていました。また、いつでも自分勝手に歩くので、少しでも目を離すと直樹はどこかへ行ってしまい、探し回ることもたびたびでした。

　おむつが取れるのも遅く、特にうんちはパンツの中でしてしまいそれを手で触るので、毎日のようにシャワーをかけておしりを洗っていました。同じように何度注意しても、食べ物などで手が汚れると、自分の髪の毛で手を拭いていました。

　元気はいいものの、私がいくら話しかけても言葉を覚えず、壁に話しかけているような感じで反応がありませんでした。

　主人と遊ぶ時は、決まったフレーズの言葉かけをすれば、声を出して笑っていました。

　絵本の読み聞かせをしても、全く聞こうとせず動き回っていまし

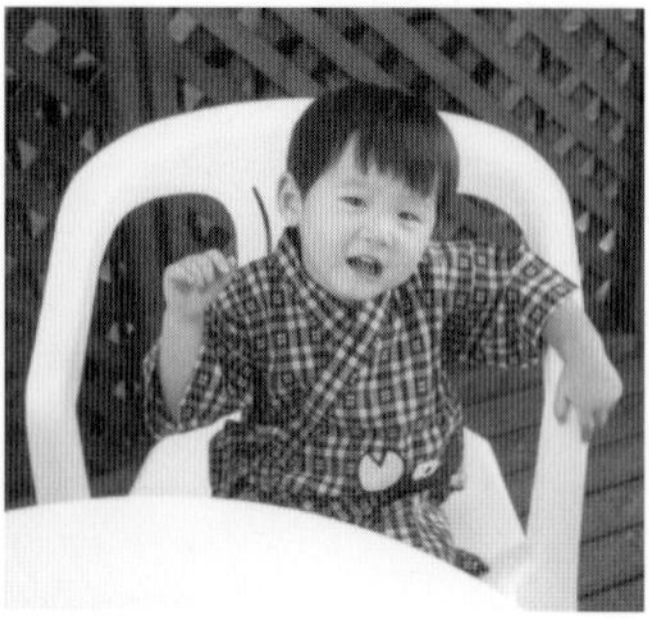

自宅の庭にて　2歳

た。絵本で遊ぶ時には、ページに書いてある数字に関心を示すか、絵本をめくったり閉じたりするタイミングに、こだわっていたように思います。ビデオやテレビなども、消すタイミングがずれると大泣きしていましたが、何がそんなにいやなのか、そのころの私には理解出来ませんでした。

　直樹がする不可解な行動から、自閉症ではないかという不安が、私の胸の中で日増しに大きくなっていきました。

　健診などでも言葉の遅れを指摘されましたが、自分がもっと頑張れば何とか追いつくのではないかと、とにかく私は一生懸命に直樹とかかわる時間を増やしました。しかし、こだわりやパニックなど治るどころか、自閉症状は日増しに増えていったのです。

　思い切って近くの小児科の先生に相談すると「集団生活に入れてみてその子の様子を観察してみなければ、すぐに答えは出せない。」と言われました。

　他の子との違いを認識しながらも、直樹の障害を私自身が受け入れることも出来ず、どうすればいいのか落ち込む毎日でした。

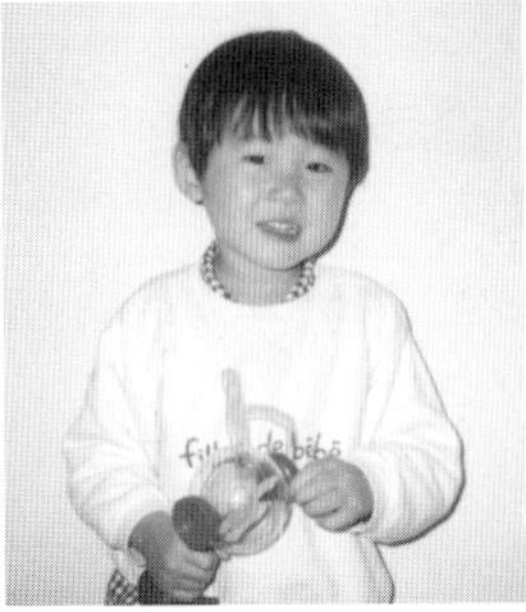

お気に入りの回るおもちゃで　3歳

3歳から幼稚園まで

私ともあまり目が合わず、言葉は単語をいくつか話せる程度でしたが、直樹は文字にとても興味を示しました。直樹は、自分でお絵かきボード（お絵かきの練習をする玩具）などに文字を書いて、字をどんどん覚えていきました。ひらがな・カタカナはもちろん、漢字も大好きでした。道にある看板や辞典など、何でも目で見て覚えては、大人でも書けないような難しい字も書き写していました。わざと鏡文字を書いたり、書いたものを鏡に映してながめたりしては、喜んでいました。

また、数字にも興味があり、掛け算のビデオをすぐに覚えましたし、車のナンバープレートや家の表札・番地を繰り返しつぶやいていました。

テレビはあまり見てはいませんでしたが、コマーシャルやディズニーのビデオ・色々なカードは好きでした。図形などのパズルも繰り返し何度もやっていましたし、裏返しにしてパズルを組みあわせることもしていました。

日常生活の面では、少しずつ出来ることが増えてきましたが、こ

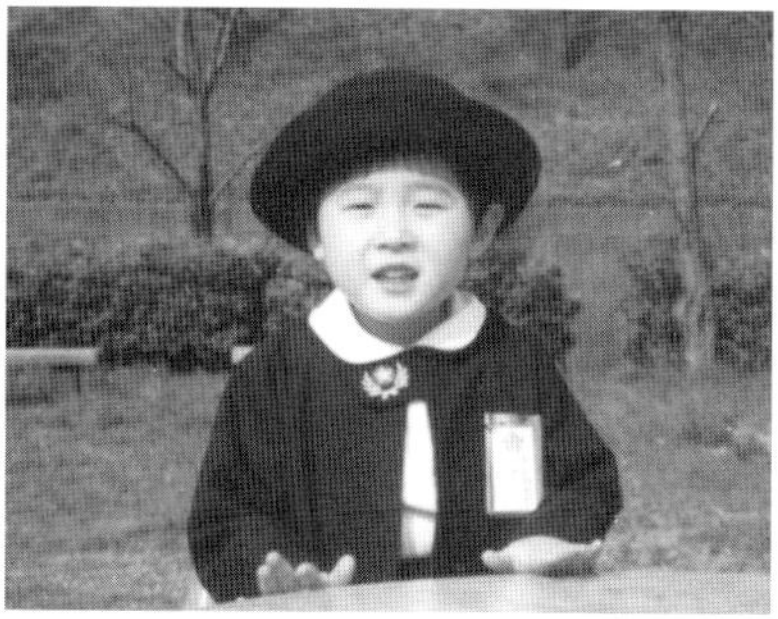
幼稚園入園　4歳

ちらの指示に従うことやコミュニケーションをとることは困難で、幼稚園は年少から入れるのはあきらめました。それで、少しでも幼稚園生活の練習になればと、幼児教室に入りました。この幼児教室では、右脳学習やリズム遊びなどやりましたが、脳の刺激にもなり、直樹もとても気に入って取り組んでいました。

　集団生活の大切さはわかっていましたので、これから直樹を受け入れてくれる幼稚園があるのか、入れたにしてもそこで直樹がやっていけるのか、私たちは心配でした。

幼稚園から小学校入学まで

直樹の困った行動

幼稚園は、娘が通っていた私立の幼稚園に、年中から入園出来ることになりました。

まだ、はっきり診断書や療育手帳をもらったわけではありませんでしたし、何より私自身に、幼稚園に入れれば先生方やお友達とのかかわりも増え、普通の子に近づけるのではないか。という気持ちが強くありました。

　言葉の遅れや他の人とコミュニケーションをとるのが苦手という

こともあり、幼稚園になれるためみんなより2か月早く入園しました。直樹が慣れるまでということで、私も一緒に付き添いました。

一見普通の子と見かけが変わらないので、幼稚園側も時間が経てば何とかなるのではないか、と思われたようで、年中からは一人で通園しました。しかし、やはりじっと席に座っていることさえ出来ない状態では集団生活にはなじめず、いろいろな問題をおこしました。また、運動も苦手でしたし、不器用で普通のお子さんが出来る日常生活面にも、かなり遅れがあることも目立ってきました。

道順へのこだわり、奇妙なパターン行動、コマーシャルや昔読んだ本の一節を繰り返し独り言のようにつぶやく、物が定位置にないと怒る、物を取るとき人の手を使う、指差ししない、手をひらひらさせる、手をパチパチさせてジャンプする、バイバイをする時自分の方に手のひらを向けて振る、思い通りにならないことがあるとすぐパニックになる、夜中に起きて独り言を言ったり笑い出したりする、など直樹には、自閉といわれている子と共通する点がたくさんありました。

相変わらず話しかけても返事もせず「パン？　ご飯？」のように質問の答えを用意すれば「ご飯」と、必ず後に言った方の答えを返

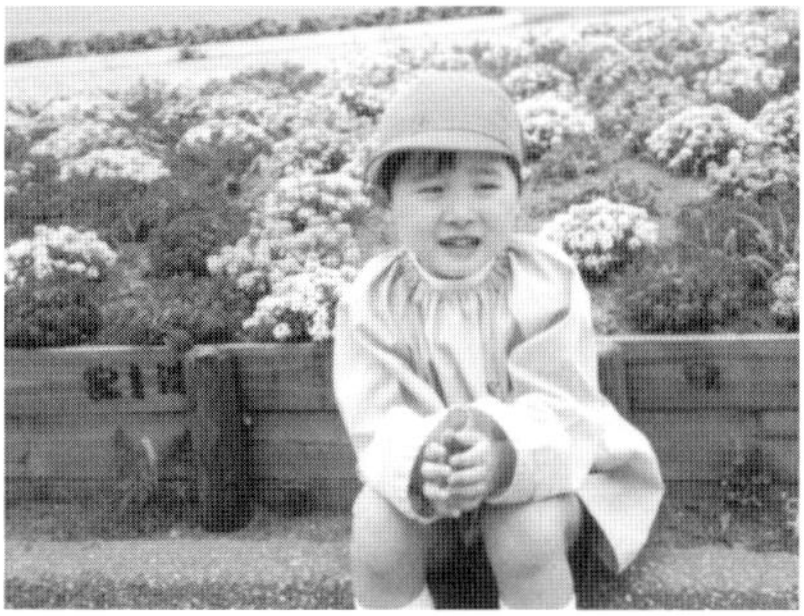

幼稚園の遠足にて　4歳

してきました。

言葉自体に興味はあったようで、カードなどで理解できる言葉は増えていましたし、勉強のビデオやテープも大好きで、日本地図や世界地図、英語もどんどん覚えていきました。

この頃になると、普通の子でも出来ないような複雑な組み合わせの積木を、一人で楽しそうにやっていました。

お友達とごっこ遊びは出来ませんでしたが、プラレールやミニカーも一般的な遊び方が少しは出来るようになりました。お気に入りの絵本を読むことや、ままごとをすることもありました。外遊びも大好きで手をぐるぐる回して走りまわり、砂や葉っぱを放り投げては喜んでいました。他の子と同じように滑り台やブランコに乗るのも好きでした。

言葉はオウムがえしが多かったのですが、それ以外にも自分が要求する2語文も少しずつ出始めていました。しかし、まだまだ指示されていることはよくわかっていませんでした。

幼稚園で「冬の絵をかきましょう。」と言われ、直樹がじっとしているので、先生が「雪の絵をかいてみる?」と言われると、直樹は画用紙の上にゆきとひらがなで書くので「違うよ。雪の絵をかくんだよ。」と言われると、今度は雪と漢字で書き「絵をかくんだよ。」と言われると、画用紙の上に絵と漢字で書いていました。

落ち着きもなく、幼稚園バスが少しでも見えると飛び出して、窓のところからじっと見ていますし、みんなと同じお遊戯や体操も全然やらないばかりか、並ぶことさえ大変でした。

多動だけではなく、家からふらっと一人で出て行くこともあり、どこを探してもみつからず、結局2回ほど警察に保護されたこともありました。

自閉と診断されて

幼稚園側の勧めもあり、児童相談所でこれからのことを話し合いました。また、毎日のように泣き顔で帰ってくるわが子を見て、私もこのままではいけないと、大きな病院の小児精神科を受診したり、相談センターに相談したりしたのもこの頃からです。

診察では、直樹が生まれてからこれまでのことや親子関係のことを聞かれ、発達検査を受けました。私は、客観的に子供のことをわかってもらえるように説明するのは、とても難しいと思いましたし、直樹がこうなってしまったのは、自分の育て方が悪かったのではないかという思いがあり、自分が母親として責められているような気持ちがしました。自分の子に障害があることを受け入れなければならないという現実に、おしつぶされそうになっていたのかもしれません。

もっとかわいそうだったのは直樹で、検査を受ければ受けるほど精神状態はおかしくなっていきました。検査が終わっても何か訴えるようにせつなく泣き続け、こんなに辛い思いをして検査をうけても治療法がないのだったら、検査を受ける意味などないのではと思いたくなる位でした。

結果はやはり自閉傾向ということで、先生のお話を聞いているだけで精一杯だった私は、数値的なことは説明をうけたのに覚える余裕がありませんでした。とにかく直樹は、社会面や知的面でも同年代の子と比べ、かなりの遅れがみられるということでした。

私が住んでいる地域にも、幼児の療育を行っている専門の施設はあったのですが、その頃はいっぱいで、直樹は日常生活の自立もある程度できていたので「集団生活を経験させるということからも、今の幼稚園が適当でしょう。」と言われました。

通っていた幼稚園は、カリュキラムもしっかりしていて時間でスケジュールも決まっていましたので、自閉である直樹にはわかりやすいのではということでした。障害があっても、普通小学校でみんなの中で育てたいと思っていた私は、幼稚園にもそのことを伝えていただけるように、相談所の方にお願いしました。大変でも幼稚園からみんなと一緒の方が、直樹が成長すると思ったからです。

今まで、直樹のような障害児を受け入れたことのない幼稚園でしたが「一度おあずかりしたからには何とかみてさしあげたい。」とおっしゃっていただきました。しかし、私立の幼稚園でしたので、加配の先生をすぐつけるのは無理なようで、できれば私に付き添ってほしいということでした。これ以上、直樹のために他のお子さんにご迷惑をおかけするわけにもいかず、かといって他に直樹を受け入れてくれる所を探すのはとても難しい状況でしたので、年長からは、私が一緒に通園させていただくことにしました。

幼稚園での付き添い

幼稚園の先生方も私をあたたかく迎えてくださり、子供たちもすぐに慣れてくれました。

出来ないことだらけの直樹を見るのは、ため息のでる毎日でした

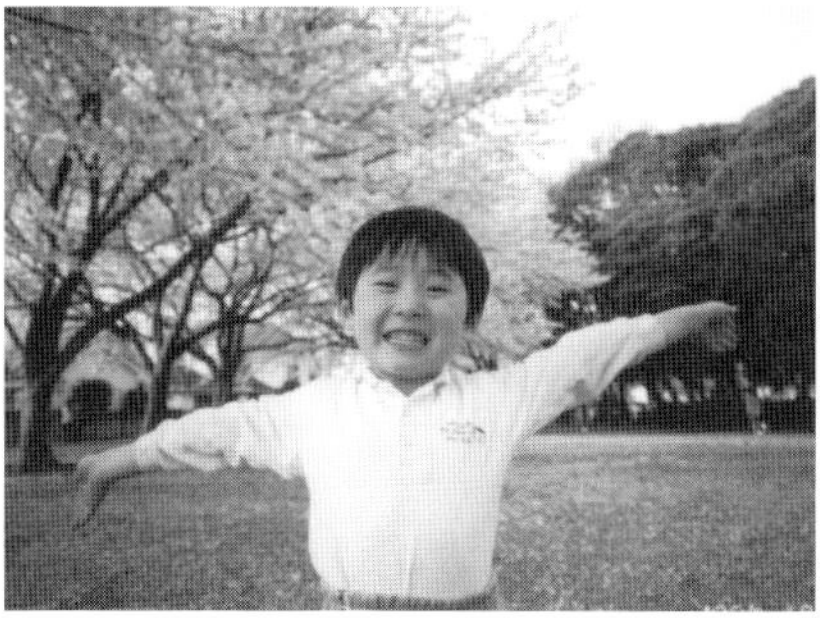

近くの公園にて　5歳

が、家であれこれ心配して連絡帳を見ては一喜一憂していた頃に比べ、実際に直樹がみんなの中でどのように毎日を過ごしているのかを自分の目で見る方が、私にとっては楽でした。また、集団の中で直樹が何に困っているのか、どういう気持ちでいるのかがよくわかり、私たちにとって就学前の貴重な1年間になりました。直樹は、私がいれば少しは落ち着き、みんなと同じことをやろうとする姿勢がみえるようになりました。

幼稚園の先生方の根気強い指導のおかげで、制服をたたむことやロッカーに自分の持ち物を片付けること、おはしセットのナプキンの紐を結ぶこと、はさみやのりを使うことなどが出来るようになりました。

幼稚園でのさまざまな行事を通して、みんなのようには出来なくても逃げ出さず、その場にいて、直樹なりに頑張れるようになったのです。少しでもみんなと同じことが出来ると、私も主人もうれしくて胸がいっぱいになったものでした。

言葉の遅れを取り戻すため、この頃は幼児教室に加え、市役所の言葉の教室にも月2～4回通いました。そこでは、遊びや直樹の興味のあるものを通して、言葉を道具として使えるように引き出していく指導を受けました。個別に指導していただくことで、人とのかかわりを学ぶ良い勉強になりました。

直樹は、もともと書くことが大好きで、いつもお絵かきボードや空中に字を書いていましたが、普通小学校に入学するためには、机で勉強することにも慣れなくてはと、家で文字・数などのプリント学習も始めました。自分勝手に書くのはいいのですが、決まったことをやらされることにはすごく反抗し、やることに抵抗なくなるまで、かなり時間がかかりました。やりたくないのではなく、やることに慣れるのに時間がかかったという感じです。

幼児教室でも、俳句や絵を見てそれに短い文章を書くなどの宿題が出されました。そのころから、後ほど紹介させていただく「筆談」で私と意思の疎通が出来るようになっていましたが、筆談をつかって書く直樹の文章はとてもおもしろく、想像力の豊かさを感じました。表出言語や行動は幼いのですが、内面では同い年の子供より、ずっといろんなことを考えている気がしました。筆談を通して直樹の心の中がわかるようになって、直樹は自分が障害を持っていることに対して、私が考える以上に苦しんでいることも知りました。「僕はもう死んでしまった方がいい。」と訴えたこともありま

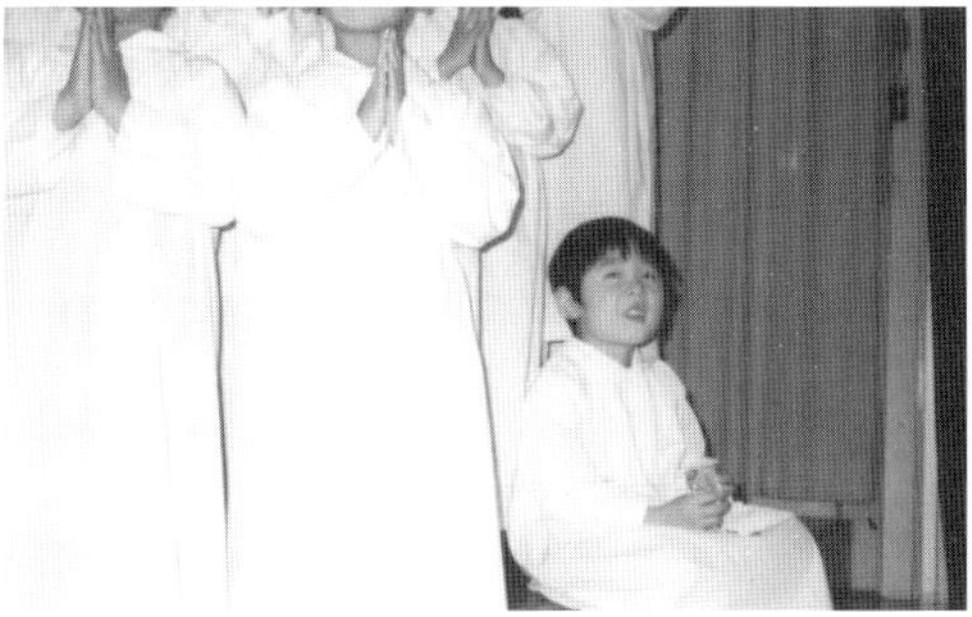

みんなと同じようにはできなかった
発表会　5歳

す。幼稚園といえばまだまだかわいらしく、同じクラスの子はみんな無邪気にテレビの怪獣ごっこをしているのに、我が子はすでに人生に失望し、もう生きていたくないと言っているのです。まだ、生まれてたった5年しかたっていないのに・・・私は愕然としました。見かけは赤ちゃんみたいにしか見えない自閉の子が、こんなこと言っていると言っても、誰にも信じてもらえないでしょう。

（直樹の気持ちをわかってあげられるのは私だけだ。もう、直樹は充分すぎるほど傷ついて苦しんできた。これからは、お母さんが頑張るから）と私は、直樹と共に障害に立ち向かっていくことを決心しました。これ以上直樹が傷つけば、自分の力で生きることをあきらめてしまう気がしたのです。

　普通小学校に通うことは直樹の希望でしたから、就学児健診で問題ありとして、医師の診断を受けるように教育委員会の方が来られたときも、その時の私には普通小学校以外考えられず、地域の小学校への入学をお願いしました。主人も、可能性があるのなら出来るだけ直樹のために頑張ってみようと、協力してくれました。

小学校時代

入学式まで

何とか普通小学校への入学は決まりましたが、とても直樹がみんなの中でやっていけるとは思えず、胸の中は不安でいっぱいでした。

いてもたってもいられず、とりあえず入学前に一度小学校の校長先生に直樹のことをお話した方がいいと思い、小学校に伺いました。

校長先生は、ご自分も以前普通学級の中で自閉のお子さんを担任されていたことがあり、そのときの経験から同じ教室で勉強することは、普通の子にも障害のある子にもいい影響をあたえられると、とても前向きに考えて下さいました。しかし、現実としてひとりの担任だけでみるのは難しく、特に1年生は落ち着くまで大変なので「直樹君が学校生活に慣れるまでは、一緒に教室にいていただけませんか。」と言われました。相談所の人からも、学校になれるまで親が付き添うケースはあると伺っていたので、私も初めての場所に慣れるのに時間がかかる直樹のことを思い、それで学校生活がス

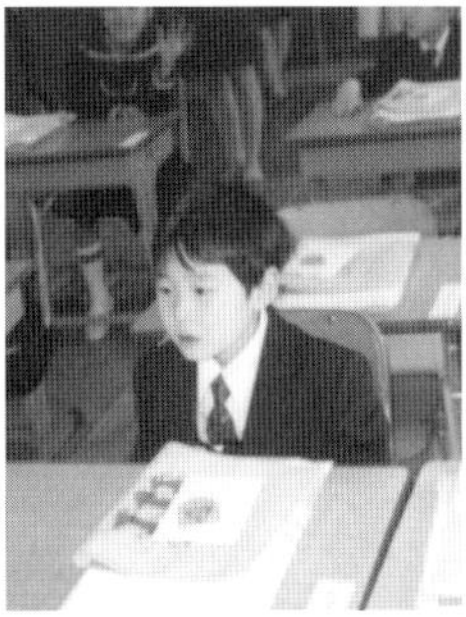
普通小学校入学の日　６歳

ムーズに送れるならと承諾しました。
　こうして小学校生活がスタートしたわけですが、予想通り入学式はさんざんでした。６年生のお姉さんが直樹の両端にいてくれたのですが、私が側にいなかったせいもあり、初めて経験する入学式の不安と緊張でパニックになってしまったのです。ほとんどのお子さんが直樹とは違う幼稚園からの入学でしたので、きっとみなさんびっくりされたと思います。私も、しかたないとは思いながら落ち込みました。明日からの学校での付き添いのことを考えると、目の前が真っ暗になる思いでした。

付き添いをはじめて

　学校側と私から、しばらくの間直樹に付き添って学校に行くことを保護者の方に説明をし、直樹の小学校生活が始まりました。

　他のお子さんたちは「どうしてお母さんが学校に来るの？」と不思議がっていましたが、だんだんと私が教室にいることにも慣れてくれました。どちらかというと、私と先生との区別がつかないような感じで、低学年のうちは直樹の面倒をみるというよりは、他のお子さんたちのお世話に行っているみたいでした。いつも、私のまわりには子供たちがよってきてくれ、嬉しい反面大変なこともありました。しかし、保護者の方も先生方も気持ち良く私を受け入れてくださり、いろいろご意見はあったと思いますが、私はあまり嫌な思いもせず、毎日笑顔で学校に通うことが出来たことに感謝しています。私が教室にいることで、いい面も悪い面もあったとは思いますが、私は教師ではないということ、直樹をみるのと同じようなまなざしでどのお子さんにも接することは、忘れずにいようと思いました。

　最初付き添いを始めた時には、私もまさか5年間も毎日直樹に付き添うことになるとは思ってもいませんでした。子供が自立しなければいけない時期に、朝から晩まで一緒にいるなんて過保護だ、親のわがままだ、子離れ出来ていない、とどう思われても仕方ありません。また、親がつかなくても教育委員会に相談するとか、ボランティアの方をお願いするなど、方法はいくらでもあったのかもしれません。私のやり方は間違いだとおっしゃる方も多いと思います。しかし、直樹の場合は母親の私でなければ、今の直樹を支えることが出来ないと私は思っていました。

　見た目ではわかりませんが、直樹はとても繊細な子でした。少し

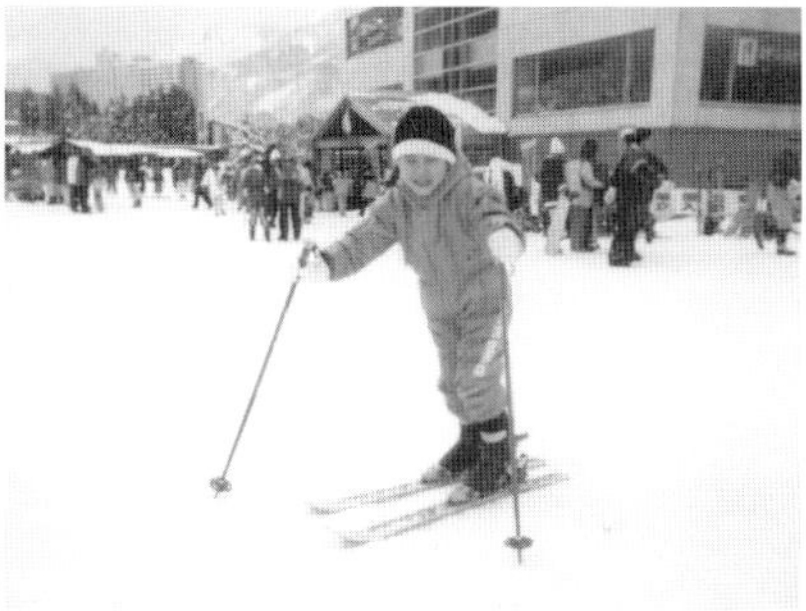

初めてのスキー　7歳

のことにも傷つき精神的にも不安定で、家に帰っては大泣きしていました。

自分がみんなと違うということを毎日のように思い知らされ、どう生きていけばいいのかわからない感じで、思いつめていました。頭のいい子でしたから、理屈では人はひとりひとり違うとか、一生懸命自分らしく生きていればいいなどわかっています。けれども、心の中の自分と他の人から見られている自分との大きな違い、自分の体でありながら思い通りにならない自分の行動、抑えても抑えてもあふれ出る感情など、ありきたりの言葉では直樹の心はとうていおさまりませんでした。

必死の努力

結局、直樹には百の言葉より一つの事実が、とても重要なことだと思いました。それは、少しでもいいからみんなが出来ることを出来るようになることです。そのことに気づいてからはすべてのことが訓練になると思い、私と直樹の必死の努力が始まりました。

何でもやる前は（こんなこと絶対直樹には出来るはずがない）と私も思ってしまっていました。でも、学校で直樹だけが出来なくて、そのために苦しくてくやしくて逃げ出す直樹を見ていると、直樹がどんなにみんなと同じことが出来るようになりたいかが、痛いほど伝わってきました。本当に直樹には出来ないのだろうか。努力もしないで障害のせいにしていいのだろうか。教え方さえ工夫すれば出来るようになるのではないだろうか。と私は思うようになりました。

私が一緒に学校に行かなければ、これほどまでには考えなかったと思います。一緒にいる時間が多かったので、自分と直樹が一体化したような気持ちになっていたのです。

元々、自閉の子は自分で自分のことがよくわかっていないため、努力しなさいと言っても、ひとりではどうすることも出来ません。やらせようと思っても、やらせる内容が大変という前に、やらせるまでがまず大変なのです。泣き喚いたり、逃げ出したり、怒ったり、でも、それはやるのがいやなのではなく、みんなのように出来ない自分がくやしかったり、情けなかったりするだけなのです。直樹の場合は私との筆談がありましたから、そのつど気持ちのやりとりをしてやらせることが出来ました。

直樹は何度も挫折しそうになりましたが、とにかく、出来るよう

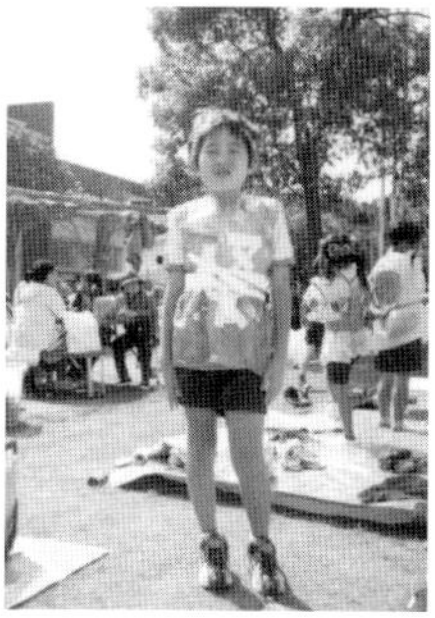
運動会のダンス　9歳

になるまで、私がつきっきりで練習しました。

人の何倍も練習して初めてみんなに追いついたとき、直樹は本当にうれしそうでした。出来るようになったものについては、落ち着いて授業を受けることも可能になりました。

子供たちも、頑張った仲間には心から拍手をしてくれましたし「直ちゃん、すごい。」と言ってくれました。今まで見せたことのないような自信にあふれた直樹の笑顔が、見られるようになりました。みんなと同じように出来たという結果が、直樹に生きる勇気をあたえたのです。

努力しても出来ないことももちろんありますが、頑張るということがどういうことなのかがわかり、何かをやることに抵抗することが少なくなってきました。みんなのように出来ることが少しずつでも増えてくると、その時にやっと直樹は、自分もクラスの仲間の一員だという自覚も出てきて、僕は僕でいいのだという思いもわいてきたようでした。

普通の子を教えるのと違い、自閉の直樹に分かるように教えるには、さまざまな工夫が必要でした。私は、いつもどうしたら直樹が出来るようになるのか本で調べたり、自分でためしたりしていました。一生懸命出来る範囲で、勉強も運動もやらせてきました。出来るようになることで、少しでも障害が良くなってほしいと思うと同時に、直樹に人間としての自尊心を失ってほしくはなかったからです。

障害があるということ

言葉の面では、まだまだオウム返しがあったり、質問に答えるのが苦手だったりしましたが、自分の要求することについては、少しずつ話せるようになってきました。小学校のことばの教室にも週に1回通い、そのままの直樹を受け止めていただける先生のおかげで、コミュニケーションとして言葉を使うことにも慣れて来ました。ここでは個別指導でしたので、クラスとは違い精神的にも安心出来る場所にもなり、直樹に合った言語学習の場所だったと思います。

1年生の時から普通学級にいたおかげで、クラスのみんなも直樹とはいい関係でした。ことば遊びのような直樹独特の会話にも付き合ってくれ、直樹のペースで遊んでくれる子もいました。勉強面でも社会面でも、小学校5年間で直樹なりに成長することが出来まし

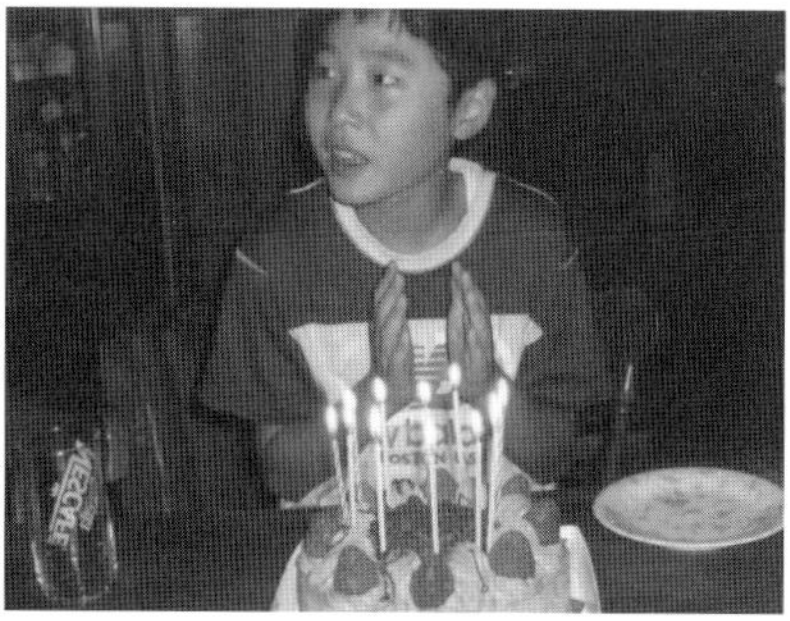

お誕生会　10歳

た。一番良かったのは、学校生活の中でのさまざまな行事を通し、みんなと一緒に最後までやり通すことで、たくさんの感動をあじわうことができたことです。これまでの経験を通し、私やよく一緒にいる人の言っていることなら大抵わかるようになり、お手伝いも出来るようになってきました。

　しかし、成長とともに色々なことが出来るようになったものの、直樹の障害が完全に治る事はなく、体が大きくなったことで直樹の困った行動も目立ってきました。

　どんなに努力しても、結局みんなのようにはなれないくやしさやもどかしさも、直樹の中で認めざるをえない現実となって、将来への不安につながっていったのだと思います。

　困ったとき人の頭をたたいたり、頭突きをしたり、奇声をあげたり、あばれたり、何かあるとすぐにそうなってしまう自分が、直樹はいやでいやでたまらなかったようです。

　少しでも落ち着くことが出来ればと、東京の病院に通い精神安定剤やリタニンを服用した時期もありましたが、なかなか思ったような効果は得られませんでした。

　先生方もクラスメートも、直樹を受け入れ仲間のひとりとして接してくれていましたが、学年が上がるとともに学校での役割も増え、総合学習・クラブ活動・委員会など、その場に合わせ自分で判断し行動しなければならない場面も多くなってきました。休み時間にもやらなければいけないことがあったり、急に時間割が変更したりなど、みんなには何でもないことでも、環境に左右されやすい直樹にとっては、学校生活そのものが、かなり大変なものになってきたと思います。

通学していた小学校には特殊学級もありましたが、今までみんなといっしょにやってきた直樹にとって、同じ学校の特殊学級に移るというのは、かなり抵抗があるようでした。

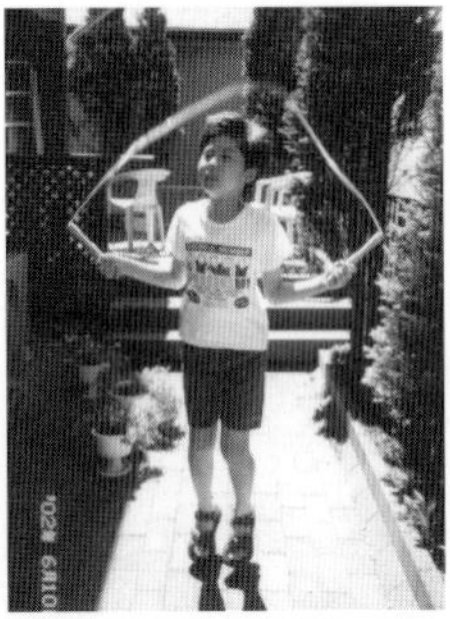

頑張って人並み以上になった縄跳び　11歳

新しい道へ

そうしている間に5年生の冬休みになり、直樹にとっても6年生、卒業そして中学校と、これからの進路について、自分のこととして考えなければいけない時期が近くなってきました。

まさか、中学生になってまで、私がついて行くわけにもいきません。小学校の高学年の時でさえ下校時間が段々遅くなる中、大きくなった直樹に付き添って学校に行く私がどんなに大変か、直樹が一番気にしていたと思います。いくら勉強がある程度出来るようになっても、自立の為にはこのままではいけないし、ひとりではみんなの中でやっていくのは難しいと、直樹はわかっていました。わかってはいましたが、気持ちの整理がつかなかったのでしょう。しかし、あと１年みんなと一緒にいて、みんなが希望に胸をふくらませ中学へと旅立つ姿を見る事は、どこかでみんなとは別の進路を選ばなければいけない直樹には、耐えられなかったのだと思います。

　直樹は、６年生から養護学校へ編入することを決心しました。

　今まで頑張ってきたのに卒業まであと１年だからとか、自分から逃げているとか思われるかも知れませんが、私は直樹を止めませんでした。私にも限界がきていたし、直樹にとって小学校最後の１年は、ここで辛抱するより未来に向けた１年にする方がいいのでは、と感じたからです。

　転校することが決まって、クラスのみんなは驚いたようでした。お別れ会の時は、先生もみんなも、直樹と私のために泣いてくれました。直樹は「嬉しかった。今までのこと全部がいい思い出になった。もういいよ。これからは僕は僕の道で頑張っていくから。そして、またいつかみんなと一緒になれるように努力する。」と私に筆

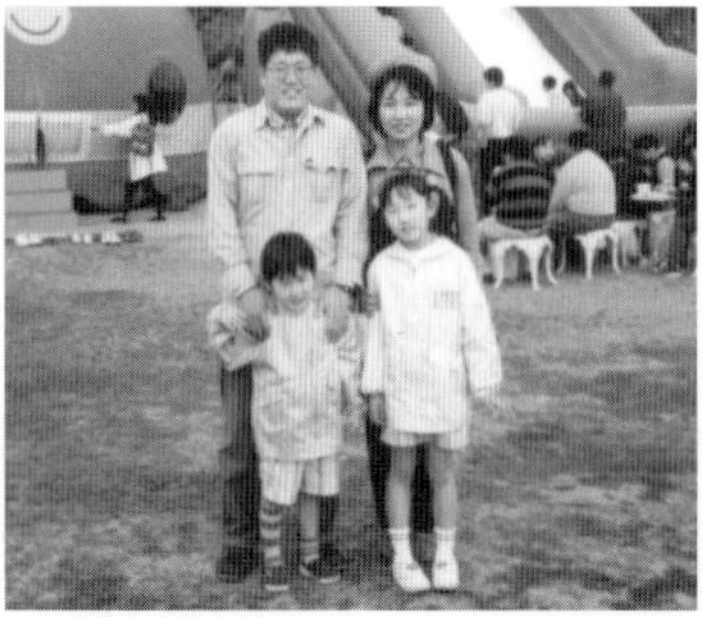

家族旅行　5歳

談しました。

家族について

直樹は、今日までたくさんの方々のご協力や応援のおかげで、ここまで成長することが出来ました。主人も私も、そのことにとても感謝しております。周りの方のやさしさが、私たちを支えてくださったのです。

もちろん私たちの親兄弟も、いつも直樹を温かい目でみてくれていますので、会ったときにはとてもかわいがってくれます。

子育てに関して主人は、基本的には私がやりたいようにやらせてくれました。

主人は、直樹をとてもかわいがりますが、直樹が悪いことをすると厳しく注意します。普段は仕事が忙しいので、休みの日に直樹をプールへ連れて行ったり、公園でキャッチボールをしたりしてくれます。

また、直樹には1歳半違いの姉がいますが、娘も小さい頃から直樹の面倒を良くみてくれました。

娘がどういう気持ちで、直樹のことをみてきたのかはわかりません。

　小学生の時、娘は直樹が学校で下級生から赤ちゃんみたい、と言われたと涙ぐんで帰ってきたこともありました。娘は、私が「直樹に付き添って学校に行くことで、お友達に何か言われない？」と聞くと「お母さんが、学校にいてくれていいなぁって言われるよ。」と言ってくれました。また、私が落ち込んでいると「くじけちゃ、だめだよ、お母さん。」と励ましてくれる優しい子です。直樹がうまく話せない分、私と娘はいろいろな話をしています。直樹の障害について改めて娘に話したことはありませんが、福祉関係のテレビや家においてある本などで、娘なりに気付いてくれたようです。直樹の状態があまりにも悪いと、普通の兄弟のように娘も直樹に文句を言ったり、やり返したりしています。障害児の兄弟の子育ては難しいと言われます。どう娘を育てたらいいのか、正直私もわかりません。お姉ちゃんということもあり、直樹のためにがまんしなければいけないことも多いと思います。しかし、親もそうであるように、娘も直樹に教えられていることもあるのではないでしょうか。兄弟であることはずっと変わりません。自然な形でこれからも、家族で直樹を支えていけたらいいと思っています。

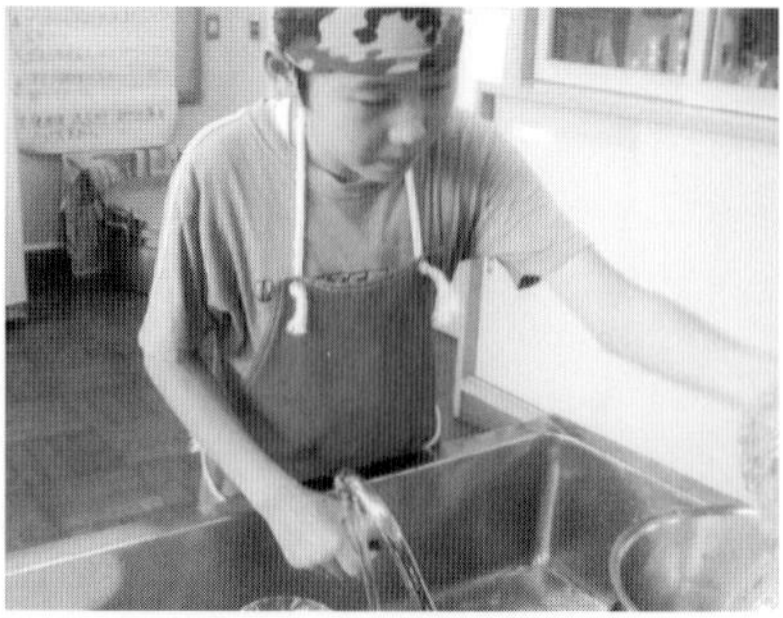

養護学校での調理実習　12歳

養護学校に編入してから

養護学校に編入する予定もなく急な転校でしたので、直樹は今まで、養護学校の授業の見学もしていませんでした。ただ以前、教育相談の一環で、身体機能訓練をやっていただく為に何度か伺ったことがありましたので、その時の印象が良かったのか、抵抗は少なかったようでした。

直樹が自分で決心して編入したとはいえ、新しい環境の中とまどいも大きかったことでしょう。

直樹は、ここでまたしっかりやり直して、自分の苦手なことが良くなるように頑張ろうと思っていた反面、勉強したいのにどうして自分が養護学校に行かなくてはならないのかという思いは、捨てきれないようでした。２学期くらいまでは学校でも情緒不安定な時があり、家でも泣くことがありました。そんな時私はただ、直樹の気持ちを受け止めることしかできませんでした。しかし、自閉症の子供たちにわかりやすい授業内容やコミュニケーション方法、そして直樹に積極的にかかわってくださる専門知識のある先生方のおかげで、直樹もだんだんと落ち着いて学校生活を送れるようになりました。また、ちょうどこのころから、直樹の書いていた童話などの作品も認められるようになり、それが直樹の生きる自信につながってきたようにも思います。

直樹の希望で、今も家での勉強は続けています。宿題やテストがなくなった分、自分のペースで勉強出来るようになったのは良かったと思います。自立に向けて社会で生きて行く為に必要なことを身につけると同時に、たくさんの友達をつくることを目標に、これから先も周りの人たちに支えてもらいながら頑張ってほしいと思います。

直樹が書く物語

直樹に書くことへの才能があるのではないかと思ったのは、筆談を使って幼児教室の宿題を始めてすぐのことです。

一般に、自閉の子は想像力がないとか、人の気持ちがわからないとか言われますが、１０００人いれば１０００通りの症状があるともいわれている自閉症。きっと、まだまだ知られていないこともあるだろうし、私は専門家ではありませんでしたから、ありのままの直樹を受け入れられたのだと思います。

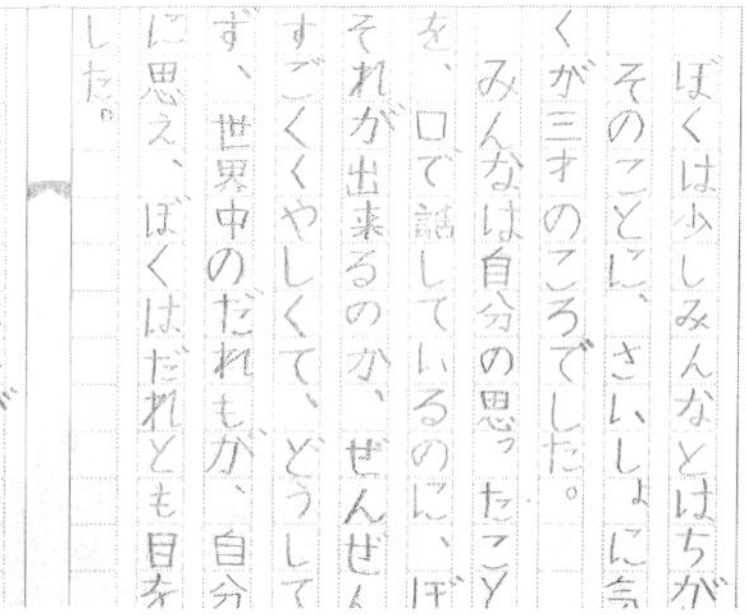
ぼくは少しみんなとはちが
そのことに、さいしょに気
くが三才のころでした。
みんなは自分の思ったこ
を、口で話しているのに、ぼ
それが出来るのか、ぜんぜ
すごくくやしくて、どうして
ず、世界中のだれもが、自分
に思え、ぼくはだれとも目
した。

人はいつも思いがけない

絵本「自閉という　ぼくの世界」
直筆原稿　9歳

直樹は、俳句づくりや短い文章を書くことを気に入っていました。筆談で書く直樹のお話を読むのが楽しくて、私は筆談の練習で行き詰ると、気分転換のつもりで詩を書かせ始めました。直樹は簡単に詩を書きました。詩が書けるなら物語も書けるのではないかと、お話づくりをさせました。筆談で直樹はすらすら一気に、自分で作ったお話を書き上げました。私は驚きました。こんなにすぐに物語が書けるとは思ってもいませんでしたし、お話の内容が、私が想像していたものとはまるで違っていたからです。

私は、直樹の書くお話は未熟ながらも、人の心を打つものに感じました。ただ、特に宗教について教えているわけではないのに、どうして神様や天国などのことが題材になるのか不思議でした。とても小さい子が書く内容の物語ではありませんでしたが、直樹のお話の中には、直樹の考えていることや気持ちが映し出されているような気がして、直樹が書きたいように書かせました。

最初は、男の子とお母さんしか出てこなかったお話に、だんだんと登場人物が増え、雲の上の話が次第に地上のお話になり、生き物や花なども登場するようになりました。

直樹の心の成長そのままに、物語の世界も広がっていったのだと

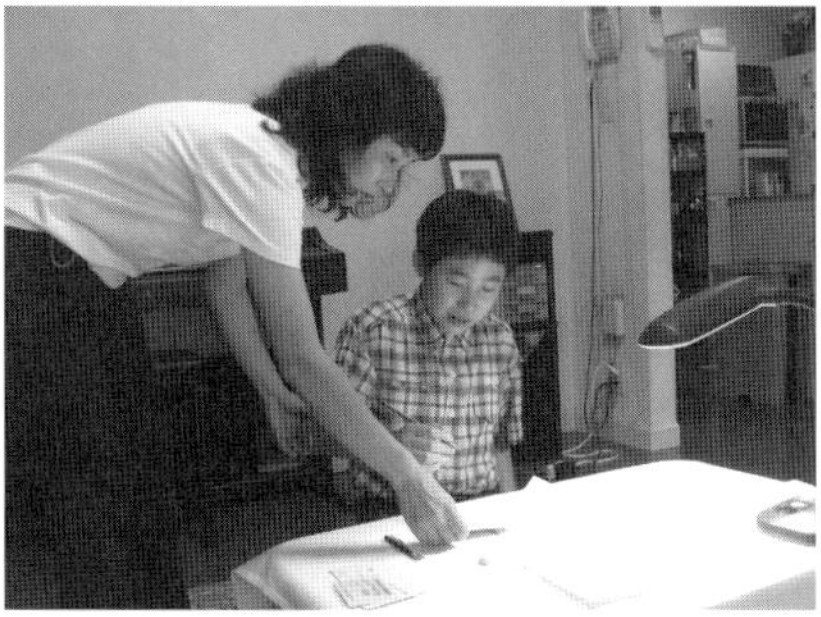

文字盤（122ページ）を使って
原稿用紙に書いていく　12歳

思います。

ひとりで筆談が出来るための練習もかねていましたので、原稿用紙に書くようになってからは、手を添えずに自分の力で書くように努力しました。

私も忍耐力がある方ではないので、目標がなくてはあわただしい毎日に追われて次第に書かなくなってしまうのではないかと思い、課題を持って取り組むためにも作文や童話などのコンクールに応募を始めました。

運良く入選するものもあり、自分の作品が他の人に認められたということが、書くことに対する直樹の自信につながっていったと思います。

私が直樹に物語などを書かせていて一番感心するのは、テーマと原稿用紙の枚数を決めれば、すぐに書けるところです。後で、細かいところを書き直したり、多少付け加えたりすることはありますが、基本的に下書きはしません。書き始める段階で全体の構想は出来ているようで、文章も指定枚数内ぴったりに終えることが出来ます。きっと、これは直樹が持っている才能なんだと思います。

ただし、文字盤で一度指してから原稿用紙に書くので、時間がかかるうえ、書きながら混乱すると同じ字を何度も消したり、普通の人では間違えないようなところで間違えたりします。時間が取れる時に、だいたい１日１枚のペースで書いていました。原稿用紙に１枚で３０分から１時間位かかりますから、原稿用紙５枚の作文なら５日、10枚なら10日で出来上がります。

　学年が上がるにつれて、光や音など自閉ならではの感受性を感じさせる作品も書けるようになってきました。現在も、毎日１時間位はパソコンで自分で物語を作り続けています。

　作家として自立して生活することは無理とは思いますが、書くことがこれから先の直樹の生きる意欲につながってくれたら、と願っています。

第七章　筆談について

東田美紀

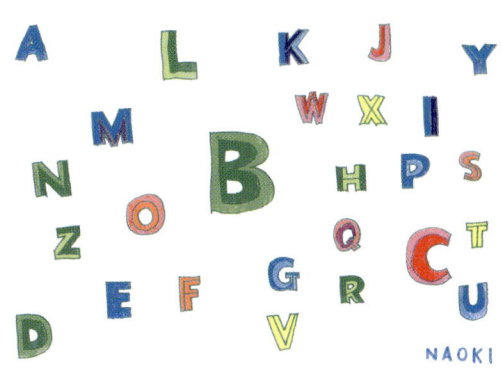

「アルファベット」

抱っこ法との出会い

直樹がこれまで成長できた理由に、筆談の存在は大きなものでした。

筆談は、はぐくみ塾という所で教えていただいたのが始まりですが、最初にはぐくみ塾に通うきっかけになったのは、抱っこ法の援助をうけるためです。

直樹が、普通の子とはどうも違うようだと思い始め悩んでいたころ、情緒障害の子にとても良い療育があることを知り合いから聞き、少しでも直樹が良くなればと抱っこ法のセッションを受けさせていただきました。抱っこ法についての本を書いていらっしゃる阿部秀雄先生の御本は読ませていただきましたが、やはり実際にやって頂いた方がわかりやすいと思ったからです。その後、阿部先生の所では通うのに大変だということで、私の住んでいる所に近い、はぐくみ塾の鈴木敏子さんを紹介していただきました。直樹が４歳の頃です。

はぐくみ塾は、抱っこ法の他に学習塾もやっており、障害などで遅れのあるお子さんや、不登校などの問題をかかえたお子さんに勉強を教えるほか、心のケアをしたりお母さん方の相談やアドバイスをしたりしている所でした。

直樹を担当してくださった鈴木敏子さんは、とても気さくで、私の母よりは大分お若いのですが「お母さん」と呼びたくなるような感じの方です。母親の味方になって話を聞いてくださる鈴木さんの顔を見ているだけでいつも心が軽くなる、そんな人間的な魅力を持たれた方でした。

はぐくみ塾で鈴木さんに抱っこをしていただくようになって、直樹は自分の気持ちをうまく外に出して泣けるようになりました。鈴木さんからは「心の傷がすべて癒されることはないけれど、卵の薄皮をはぐような気持ちで、少しずつ直君の気持ちに寄り添っていけば、だんだんと直君の気持ちも落ち着いてくるから。」と言われました。

抱っこ法の技術的なことはわからない私でしたが、本や鈴木さんのされていることを思い出しながら、家でもさっそく抱っこを始めました。最初の頃は、ほとんど必死で抱きしめているだけでしたが、直樹は力いっぱい泣きました。小さくても泣く時には、体全部をつかってものすごい力で暴れようとするので、１～２時間もすれば私も直樹もくたくたでした。泣ききらすというのがとても重要だと思っていましたので、始めると途中でやめるわけにもいかず、未熟だった私にとっては本当に親子の戦いといった感じでした。しかし、抱っこが終わった時には直樹はとてもすがすがしい顔になり、こんな笑顔見たことない、というくらい安らかな笑顔で真っすぐに私を見つめるのです。最初の内は毎日のように抱っこしていましたが、成長と共に回数は減ってきました。今では、体も大きくなり昔のようには抱っこできませんが、気持ちは寄り添うようにしています。抱っこ法を教えていただいたおかげで、泣くことに対する私の考えも変わりました。直樹自身も今だに良く泣いてはいますが、自分で気持ちの整理がうまくつけられるようになったと思います。

筆談をはじめて

筆談との出会い

はぐくみ塾のいい所のひとつは、他に頑張っておられるお母さん方が実践されていることや、障害児教育についての情報を得られる、という点です。

　障害児がいる家庭というのは全体からみればとても少ないので、

ともすれば孤独に陥りがちです。私は、学習塾としてはぐくみ塾を利用していませんでしたので、鈴木さんとは個別指導でした。しかし、鈴木さんのお話の中で誰かはわかりませんが、こんな方もいるあんな方もいると伺っているうち、大変なのは自分だけではなく、色々なやり方でお子さんと向き合われて伸ばされている仲間がいることを知りました。このことは私を勇気づけてくれましたし、見えない将来の目標にもなりました。

　筆談も鈴木さんとのお話の中で、私は始めて知りました。

　手を添えて介助することで、自閉の子の中には自分の気持ちを文字に書いて伝えることの出来る子がいる、と伺いました。筆談を見たこともない私には信じられないような内容でしたし、お話の中のお子さんはその頃小学校３～４年生位でしたので、まだ４歳の直樹には他人事のような感じで私は筆談のお話を聞いていました。視覚からの記憶にすぐれその頃はもう字が書けていた直樹に対して、鈴木さんはきっと言いたいことがあるに違いないと気付かれ、直樹との７回目のセッションの時、抱っこ法の途中で直樹に鉛筆を持たせて下さいました。私は、最初あまり筆談にそれほど期待していませんでしたし、その時直樹が書いたものを見ても「これが筆談なんだ。」と思うだけで実感がわかなかった気がします。しかし、何だか良くわかりませんが、私の目からは大粒の涙がこぼれていました。頭では筆談というものが理解しきれないのに、筆談で語る直樹の文字が私の心の奥底をゆさぶったような感じでした。「なぜ、こんなことができるの、できるはずがない。」という思いと、「やっぱり直樹はいろんなことを考えているんだ。」という思いがぶつかり気持ちは複雑でした。それでも、我が子でありながら今まで直樹が何を考えているのか全くわからなかった私には、直樹に聞きたいことはたくさんありました。もし、これが直樹の本当の言葉であるのなら・・・・。

　鈴木さんに筆談していただき直樹と会話する中で、これといった理由もないのですが、だんだんとこれは直樹の本当の言葉なんだと私は思えるようになりました。そこで、鈴木さんと出来るのならきっと私とも出来るようになるはずだと、すぐに家でも練習を始めました。鈴木さんを通さなくては直樹と会話出来ないもどかしさから、何とか自分で筆談が出来るようになりたいと思ったのです。

教えていただいた筆談の方法

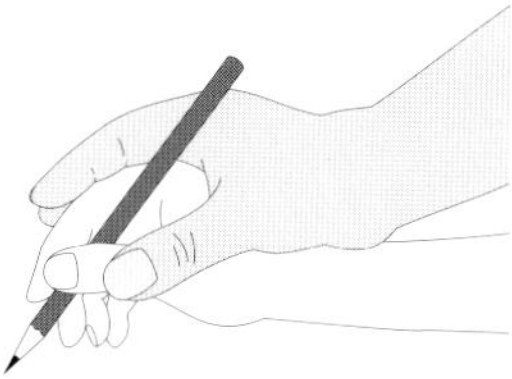

私と直樹の筆談

最初は、筆談をやろうとすると直樹が逃げるような状態でしたが、短い時間でもいいので後ろから抱っこして、直樹に鉛筆を持たせ手を握りました。私も見よう見まねの状態でしたので、直樹が書く言葉も「る　る　る」など意味のない言葉でした。

鈴木さんからも、母親だと気持ちが重すぎてかえって筆談がうまくいかない子もいる、と伺っていましたので、私の質問に単語で直樹に答えてもらうことから始めました。また、内面的なことばかりの質問だと直樹も辛くなり落ち着いて筆談出来なくなるので、絵を見て短い文章を書くなどの練習をしました。まず、私が筆談の感覚になれること、直樹が私に話をしようと思ってくれることを、第一に考えました。

筆談は、直樹が鉛筆を持っている手の上を私が握るのですが、私が書いているわけではありません。本当に不思議なのですが、筆談をすればほとんど会話らしい会話などしたことのない直樹が、普通の子と同じように話言葉で紙に字を書くことが出来るのです。

４歳３か月頃から鈴木さんと筆談を始め、その３か月後には何とか母親の私とも筆談が出来るようになりました。

私は筆談が出来るようになると、直樹と話が出来るのがうれしくてしかたありませんでした。

しかし、別の悩みも出てきました。筆談の内容の中で直樹の書いていることが、事実と違うことがあることに気付いたのです。（一般にこの問題は、筆談を信じてもらえない理由のひとつにもなっているようです）なぜ、事実を書かないのでしょうか、あるいは書けないのでしょうか。

その時には理由はわかりませんでしたが（理由については、直樹自身が本文に書いています）筆談の内容が事実と違うという理由だけで、私は筆談をやめる気にはなれませんでした。研究者の方からみれば結果がすべてで、だからこれは筆談の援助者が書かせているということになるのかもしれませんが、そういうことでは割り切れない何かが筆談にはあるのです。それは、筆談をやった人にしかわからないものなのかも知れません。筆談をする中でみせる直樹の表情や態度、筆談をして私にわかってもらえたときのうれしそうな様子など、まさに筆談は、うまく会話が出来ない直樹のもうひとつの話し言葉でした。

私には、自分が書かせているという感覚はありませんでしたが、私が専門家や医師などに筆談のことを説明したり、やっているところを見せたりしてもあまり理解はされませんでした。何だか、私がおかしな母親だと思われるような気がして、その後理解してくれそうにない人には説明するのが恐くなりました。

そういうこともあり色々調べてみると、筆談は現代医療の中ではまだまだ認知されてないことを私は知りました。

どうしたらいいのだろう、筆談を続けることは無意味なことなのだろうか。しかし、筆談を始めて直樹がとてもいい意味で成長したのは事実です。

私は筆談を信じている。というか信じたいと思っていました。

（そうだ、直樹がひとりで書けるようになればいいんだ。介助者が手伝うから信じてもらえないんだ。直樹ひとりでも出来るようになれば、きっと他に筆談をやっているみんなのことも信じてもらえる）私は、単純にそう思いました。

筆談を信じて

直樹にもそのことを話して、自分と仲間のために頑張ろう。と誓いました。

しかし、現実は甘くありませんでした。全然うまくいかなくて、直樹は何度もあきらめました。マニュアルがあるわけでもなかったし、どうやればいいのかまるでわかりませんでした。

私は、何か希望があるわけでもなかったのですが「お母さんは絶対にあきらめない」と言い続けていました。

とにかく、自分で思いつくいろんな方法を試してみようと思いました。毎日の生活の中でしなければいけないことはたくさんあるので、筆談だけやっているわけにもいきません。（大人になるまでに出来ればいいのだから、まだ時間はある）と気長に考えるようにしました。

鉛筆で紙に書く筆談も抵抗なくやれるようになると、お互い話したいことが増えたのはいいのですが、紙が大量に必要です。また今話したいという時に、いつでも紙と鉛筆があるとは限りません。もっと簡単に筆談できればいいのに、と思っていたころ、鈴木さんから指で筆談をしておられる方もいることを聞きました。

指筆談は、空中に字を書いている人もいらっしゃるようですが、私には読みづらいと思いましたので、私の左手を紙の代わりにして、人差し指を鉛筆代わりに筆談をする方法で行いました。最初は、やはりうまくいかず四苦八苦しましたが、前に鉛筆の筆談でやったように段階をふんで進めていくことで、5歳3か月頃には指筆談が出来るようになりました。

指筆談が出来るようになると、二人の会話もずっと楽になりました。また、いつでも練習出来るのでだんだんとそのスピードも速くなり、口で会話するのと同じような感覚で、指筆談が出来るようになりました。

ただ、指筆談も直樹の右手の甲を私が手で持ってやるわけですから、客観的には直樹自身が書いていると理解してもらえる状態ではありません。そして、少しでも手を離すと直樹の書く手は止まってしまいました。

字を書くこと自体に抵抗はなく、字を写したり言われたことを書いたりするだけならとても上手に出来るのに、どうして自分の気持ちは書けないのだろう。私はとても不思議でした。

その頃、はぐくみ塾でも直樹に抱っこ法や発語の訓練をしていく中で、外国にもＦＣ（Facilitated Communication）という方法で、パソコンで介助してもらいながらコミュニケーションしている人たちがいることを伺いました。ＦＣは、介助者が最初は介助する人の肘など持って援助するのですが、介助する手をだんだんと肩や背中などの腕から遠いところに離していくことで、ＦＣを行っている人の中には最終的にひとりでパソコンが打てるようになった人がいる、という内容でした。

まだ直樹は小さかったのでパソコンの利用は難しいのでは、と思いましたが、だんだんと介助する場所を手から遠ざけていくというやり方には納得しました。

さっそく家で試してみましたが、なかなかうまくいきませんでした。自分の気持ちをひらがなで文章にして書くという作業は、書いている間に時間がかかり過ぎてしまい、直樹が混乱してしまう印象をうけました。

発語のための言葉の練習もしていましたが、同じ内容でも少しでもこちらが質問の仕方を変えると、直樹は答えられませんでした。他の子供と同じように気持ちも成長しているのに、とても会話という方法では直樹の心は救えないと思いました。

しかし、会話の練習を続ける中でカードをとったり、自分の思ったカードを指し示したりすることが、直樹には無理なく出来るようになったことに気付きました。このことを利用すればいいのではな

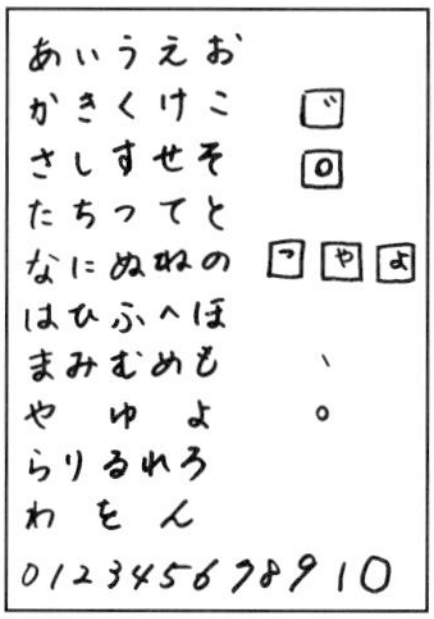

初期の文字盤

いか、と私は思いました。

カードにひらがなの50音を書いて指し示す練習を始めたのが、小学校2年生位だったと思います。思った通りひらがなを書くよりは、こちらのやり方の方がうまくいきました。

どうしたらスムーズに指し示せるようになるのか、一度に目に入る視野の範囲、文字を探すのにどれ位の紙の大きさなら楽なのか、直樹とふたりで、相談しながら色々試しました。

とりあえず、縦10センチ横6センチ位の大きさの範囲の中に、ひらがなの文字を下敷きの隅などに書いてみたり、勉強の時にも使えるような文字盤を作ったりしてみました。実際使ってみるとひらがなは文字数も多く、濁音なども入れると多くの文字の中から選択しなければならないことや、選択する回数が多くなるものもあり、選択する段階で迷ったり、時間がかかり過ぎたりする感じがしました。直樹にとっては、なるべくシンプルでわかりやすいものでなければ、文字を指している途中で混乱してしまい意味がありません。

文字盤からパソコンへ

ちょうどその頃、娘が学校でローマ字を習っていて、直樹がそれ

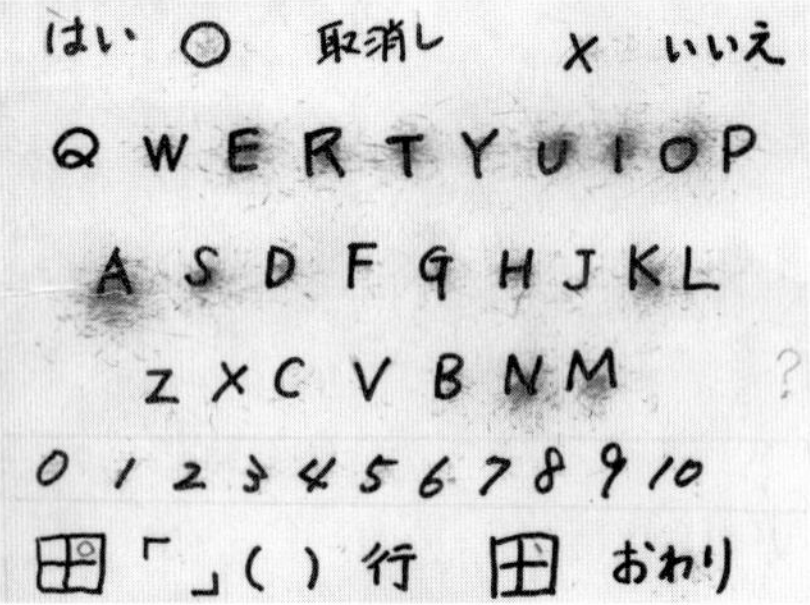
はい ○ 取消し × いいえ
QWERTYUIOP
ASDFGHJKL
ZXCVBNM
0 1 2 3 4 5 6 7 8 9 10
田 「」（）行 田 おわり

現在の文字盤（汚れているのは、鉛筆で指した跡）

に興味を持ちすぐに覚えてしまいました。これならそのままパソコンを利用出来るのではないかと思い、小学校2年の終わり位からパソコンを使っての練習に切り替えました。

しかし、いざパソコンでFCを始めてみると、直樹はパソコンでの言葉遊びや言葉の変換など、パソコンのもっている機能で遊んでしまい、集中して練習することが出来ませんでした。また、パソコンだとやはり一度に見なければいけない視野も広くなるし、手を動かす範囲も大きくなります。現実問題として、パソコンをそのまま小学校の授業に利用するのもどうかと思いました。そこで、ひらがなの文字盤を改良して、キーボード並びの手書きの文字盤（縦6センチ横10センチ位）や、ポケットタイプの電子辞書（キーボード並びでタイピングして出てきたひらがなのみ使用）を利用して練習することにしました。

アルファベットだと文字数が26文字で、すべてを表すことが出来るので、一見難しそうでも慣れてしまえば楽でした。

直樹に指筆談で書くことを先に聞いて（口には出さない）その通り文字盤を指し、原稿用紙やノートに文章を書く練習を始めました。この方法で、私が介助する部分を直樹の手の上から手首、肘、上腕、肩、背中、頭と離していきました。

もちろん、これがスムーズに一度に出来るようになったわけではありません。ひとつの段階に進むのに何か月もかかりましたし、うまくいく日もあればいかない日もあります。壁にぶつかり、ふたりとも疲れて「もうだめだ、やめよう。」と思った次の日、出来るようになったこともあります。大切なのは、短時間でもいいから練習は出来るだけ毎日行うこと、決してテストをするような気持ちで援助しないことだと気づきました。

やるからには本人をまるごと受け入れ、文字盤を指すことがうまくいくことを心から応援することが重要だと思います。うまく文字盤を指すことが出来なくていつも絶望の淵にたたされているのは、援助者ではなく本人なのです。出来ないことで本人を責めたりせずに、そのたびに援助の方法を見直すことが必要だと思いました。筆談で指したい文字がわかっている場合などは、本人が指す文字を迷ったり混乱したりしているのがわかったら、そっとその文字がある方向に体を押して文字を選択する範囲を狭くし、選ぶ文字を思い出させるなど、直樹が自信を失わずに毎日の練習が出来るように工夫しました。

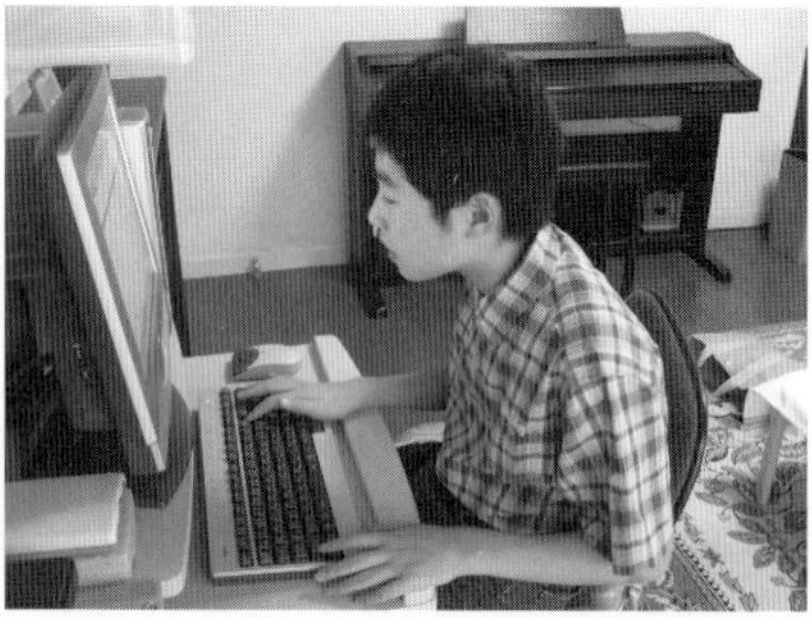

ついに、パソコンが使えるようになった

本人が出来るかどうか確かめるのではなく、どうしたらひとりでタイピング出来るようになるか、成功体験をたくさん積ませていくことが大切の様に思います。

この練習は5年生の終わりまでで、何とか私が直樹に背中や頭など少し触れていれば、直樹は文字盤の文字を指でも鉛筆でも指すことが出来るようになりました。

成長とともに、6年生になってからはパソコンでのタイピングも可能になってきました。今では、筆談で私が前もって聞くこともなく、私が全く触れていなくてもタイピング出来ることも多いです。文字盤を指して話すところを、他の人に見ていただいたこともあります。しかし、まだちょっとしたことで自分の中で混乱すると、うまくタイピングが出来なくなることがあります。ひとりでも自分の言葉で他の人とコミュニケーションすることが、今後の直樹の目標です。

この本を出版するにあたって

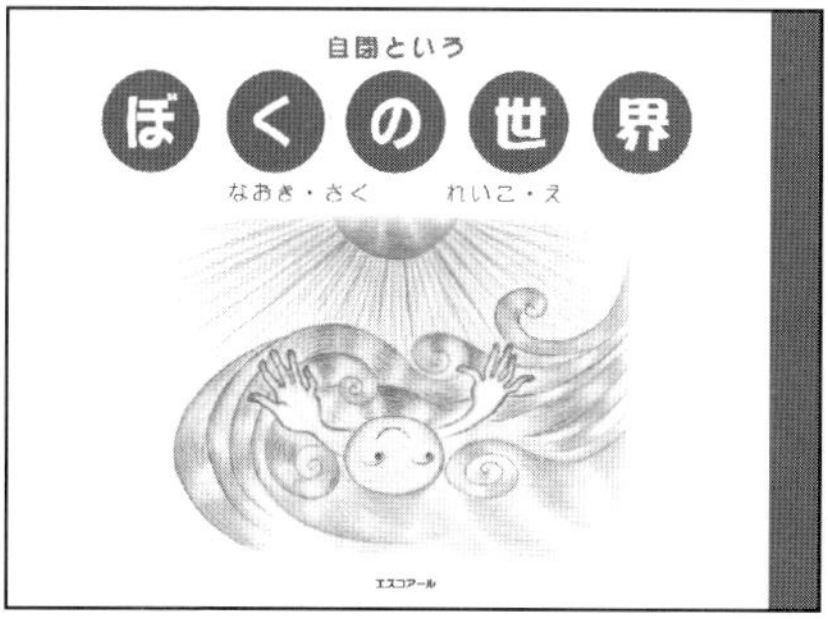

自閉という　ぼくの世界
2004年刊

子どもと一緒の毎日はとても充実しています。しかし、楽しいことばかりではないことは、みなさん同じだと思います。

自閉といわれるお子さんをお持ちの親御さんの中には、いったいこの子は何を考えているのか全くわからないと雲をつかむような思いで、我が子と暮らされている方もいらっしゃることと思います。

私もそうでした。体力的にも大変でしたが、自分の子がどうしてそんなことをするのかが、専門書を読むだけでは納得できなかったのです。

ですから、直樹の内面がわかるようになって、直樹がたとえ私にはわからないことをしても、私の気持ちはずいぶん楽になりました。

この本を出版する前に「自閉というぼくの世界」という絵本を出版しました。

直樹の苦しかった気持ちを作文に書いたものが、絵本になったものです。この本を読んでくださった方からの感想をうかがっているうち、直樹に共感してくださる方や、この絵本を読んで自閉の子の気持ちが少しわかったと、うれしく思ってくださる方がたくさんいらっしゃることを知りました。これまで自閉に関して、専門家やご両親が書かれた本はありますが、本人が書いた本はまだまだ少ないようです。

すべての自閉のお子さんが直樹と同じ気持ちではないかもしれませんが、うまく話せなくても、こんなふうに感じて毎日を生きている子もいるということを知っていただければ幸いです。

もちろん、これまで育ててきて直樹の自閉が治ったわけでもありませんし、母親としての私はあいかわらず悪戦苦闘の毎日を送っています。ただ、直樹の12年間を知っていただくことで、親御さんが自閉の子の心の中を知るヒントになればと願っています。

「見た目だけで判断しないで」と直樹はずっと訴えてきました。この本を読んだからといって療育の参考にはならないかもしれませんが、何だか良くわからないけれど、これが自閉の世界なのかな？と知ってくださって、今よりもっとお子さんのことが愛しいと思っていただけたなら、直樹はきっとうれしいのだと思います。

この本を読んでいただいて、本当にありがとうございました。

東田美紀

希望をください

勝手気ままに見えるけれど
僕らはいつも一生懸命
みんなと仲良くなれないけれど
僕らはとても人が好き
僕らのことを分かって下さい
お願いだから
僕らは信じていたいのです
僕らにも
みんなと同じ未来があると

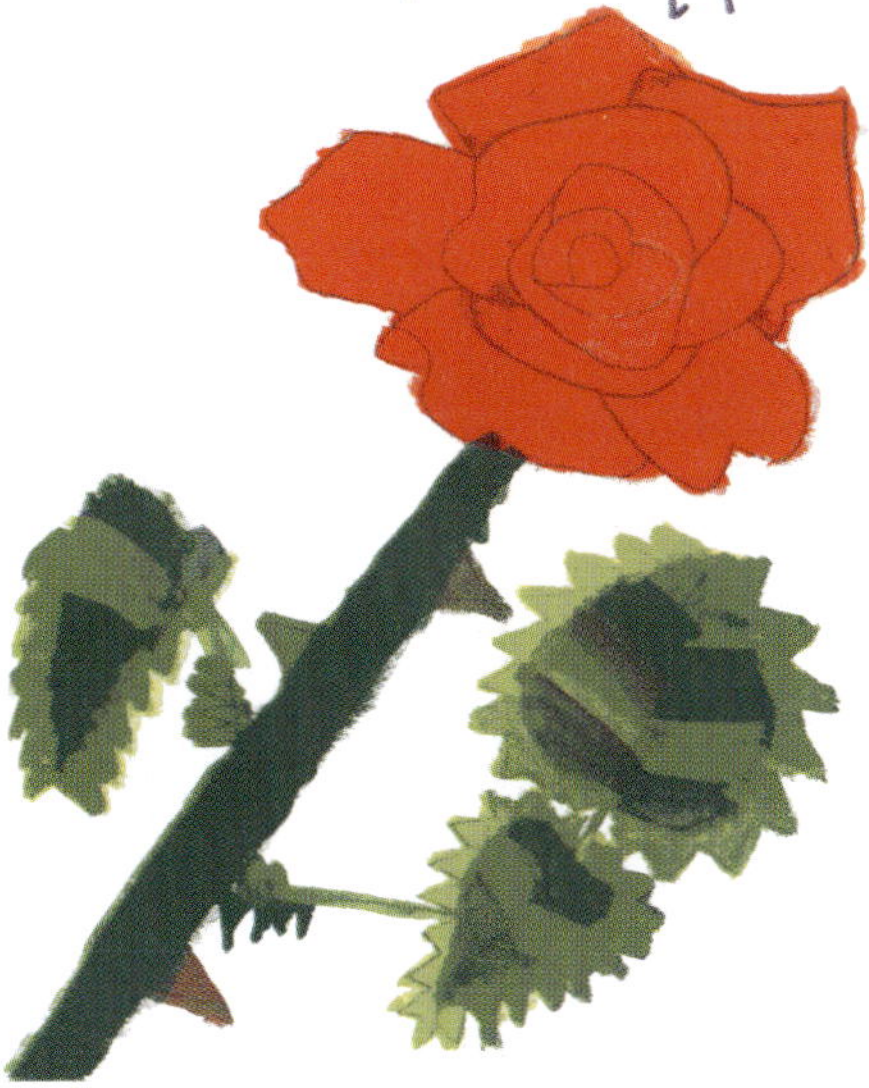

NAOKI

本書に添付のDVD「NAOKI」について

このDVDでは、本書をお読みいただく際の参考になるように、著者東田直樹の執筆風景等を約16分の映像で紹介しています。

自閉症に関わる関係者やご家族の方々、そして自閉の子どもさん自身にもご覧いただきたいと思います。

映像の主な内容

1）パソコンを使用した「夏の足音」（下部参照）の執筆風景

2）お絵かきボードに文字を書いて遊んでいる風景

3）「ひまわり」（下部参照）の描画風景

4）「希望をください」（127ページ参照）の朗読

夏の足音

夢に出て来るような花は作ることが出来ない。
僕はずっとそう思っていた。
それがある日見つけたのだ。
夢に出ているような花を。
その花はとても美しい形でいい香りがする。
「夢で見たのと同じだ。」
僕は花を手に取った。
空気みたいに軽い。
フワフワ
風が吹いて花は遠くに飛んで行く
青い　青い　空の向こうへ
白い　白い　雲の彼方へ
ひらひら　ひらひら
ひらひら　ひらひら
夢の中の花
それは　黒いアゲハチョウ
静かに舞う　夏の足音

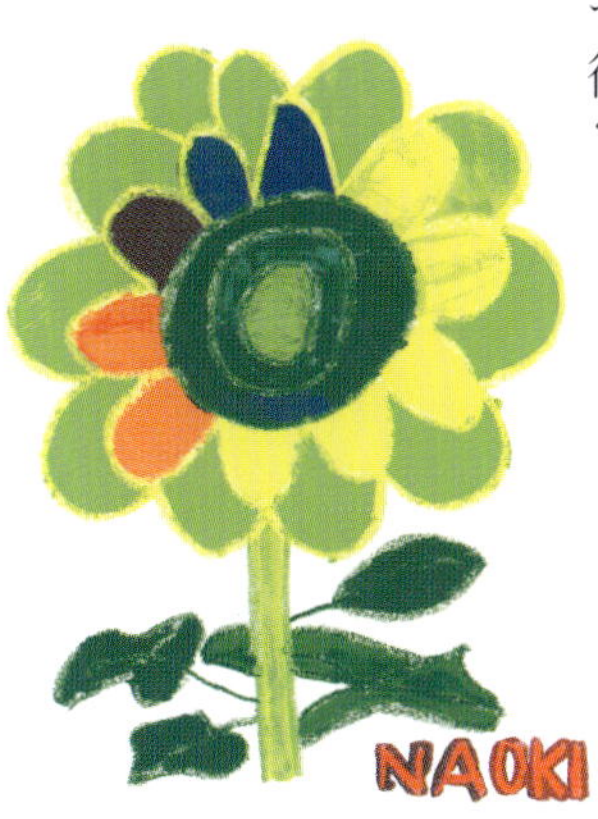

著者　略歴

東田　直樹　　千葉県君津市在住

　１９９２年８月１２日生

　１９９７年２月　幼稚園入園

　１９９８年３月　児童相談所にて「自閉傾向」と診断を受ける。

　１９９９年４月　小学校入学

　２００４年４月　君津養護学校６年編入

　２００５年４月　君津養護学校中学部進級

著書　2004年「自閉という　ぼくの世界」　エスコアール刊

受賞歴

2000年

・「川で知った大切なこと」
　資源やエネルギーを大切にする物語・ポスター・作文コンクール
　小学生の部　優秀賞　主催：千葉県

・「お母さんといっしょに」
　母をたたえる作文　千葉県知事賞　主催：（財）千葉県母子寡婦福祉連合会

・「いなかのいいところ」
　私が憧れる田舎暮らし　審査員特別賞　主催：（株）みどり総合研究所

2001年

・「見つめても瞳の奥は僕の顔。いつもそうなのお母さん。」
　はこだて冬フェスティバル・バレンタインのメッセージ　入選
　主催：（社）函館国際観光コンベンション協会

・「しぜんの中でくらしたい」
　21世紀みらい体験博「未来のゆめ」　小学生低学年の部　大賞
　主催：神戸市・読売新聞大阪本社・NHK神戸放送局

・「ぼくたちの青い星」
　「宇宙の日」作文絵画コンテスト　作文の部・小学生部門
　千葉市立郷土博物館最優秀賞　主催：文部科学省

・「お母さん　おかえりなさい」
　おかえり大賞　入選　主催：石川県石川郡美川町

2002年
・「宇宙へ」
おはなしエンジェル・子ども創作コンクール　優秀賞
主催：くもん出版・(社) 日本児童文学者協会
・「ぼくのこと」
第38回全国児童才能開発コンテスト　作文部門　佳作賞
主催：(財) 才能開発教育研究財団
2004年
・「白い小鳥」
第4回グリム童話賞　中学生以下の部 大賞　主催：(財)グリムの里いしばし
・「僕の場所」
「家族のきずな」エッセイ　入選　主催：(財) モラロジー研究所
・「さとるのあさがお」
第22回ほのぼの童話館　ユニーク賞　主催:ほのぼの童話館(ほのぼのレイク)
・「海とへび君」
ざぶん賞2004　ざぶん文化賞　主催：ざぶん実行委員会
・「夏の終わりに」
おはなしエンジェル　子ども創作コンクール　小学生高学年・中学生の部
最優秀賞　主催：くもん出版・(社) 日本児童文学者協会
2005年
・「この世で一番美しい音」
第5回グリム童話賞　中学生以下の部 大賞　主催：(財) グリムの里いしばし

東田　美紀　　**千葉県君津市在住**

１９６２年　生
１９８０年３月　高校卒業
１９８３年３月　国立病院　看護専門学校　卒業
１９８３年４月　総合病院　正看護婦として勤務
１９８８年３月　結婚を機に退職
１９９２年８月　直樹　出産

表紙・カバー：　タイトル　　　　東田直樹
　　　　　　　　「蝶」 のイラスト　東田直樹
　　　　　　　　デザイン　　　　中村有希
本文中のイラスト：　　　　　　　東田直樹
p.127 「希望をください」 の文字：　東田直樹

東田直樹　オフィシャルサイト　＜自閉症の僕が跳びはねる理由＞
http://naoki-higashida.jp

東田直樹　オフィシャルブログ　＜自閉症とは、FCとは、筆談とは＞
http://higashida999.blog77.fc2.com/

この地球にすんでいる僕の仲間たちへ 12歳の僕が知っている自閉の世界

2005年9月25日 初版第1刷発行
2014年9月20日 初版第6刷発行

著　者　　東田直樹　東田美紀
発行所　　株式会社エスコアール出版部
　　　　　千葉県木更津市畑沢 2-36-3
電話　販売：0438-30-3090　FAX 0438-30-3091
　　　編集：0438 30 3092
URL　http://www.escor.co.jp

　ISBN978-4-900851-32-0 C0037